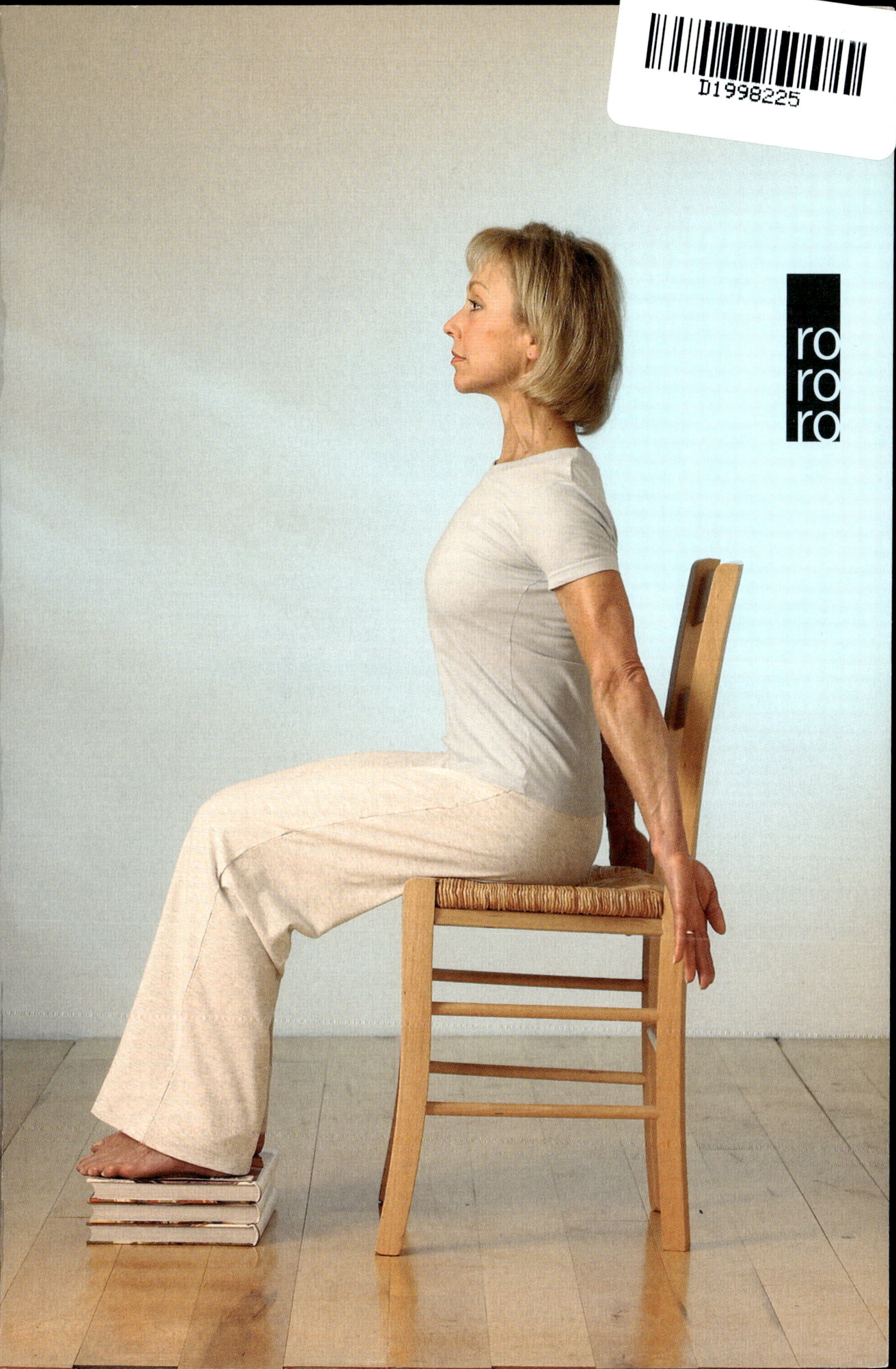
rororo

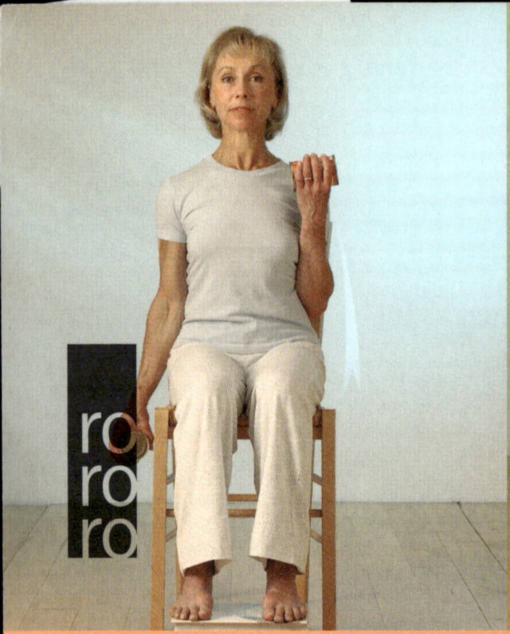


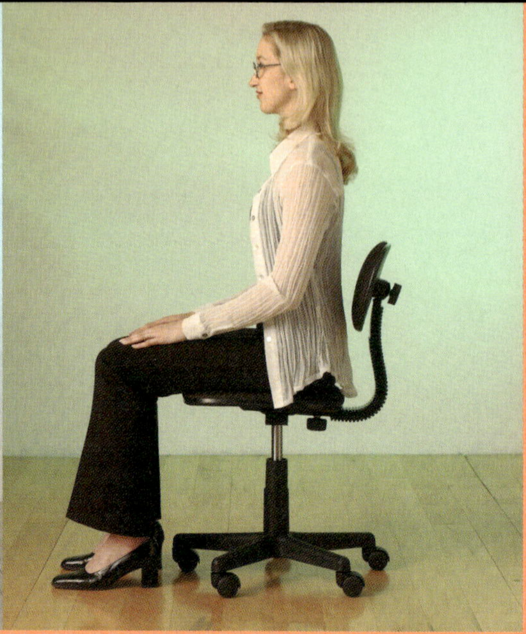

Zu diesem Buch

Alan Herdman, weltweit anerkannter Experte, der bei Joseph Pilates selbst ausgebildet wurde, hat ein System entwickelt, wie man das echte Pilates-Training zu Hause, auf Reisen und selbst am Arbeitsplatz ohne Mühe effektiv durchführen kann. Dieser besondere Ansatz hilft Ihnen, Körper und Geist zu harmonisieren, Ihre Haltung zu verbessern, Ihren Stresslevel zu reduzieren, Ausgeglichenheit herbeizuführen sowie Schmerzen und Beschwerden zu lindern – und das mit den tollen Step-by-Step-Anleitungen auf überraschend einfache Weise.

Alan Herdman

# Pilates einfach und wirksam

## Die Step-by-Step-Anleitung für zu Hause und unterwegs

Rowohlt Taschenbuch Verlag

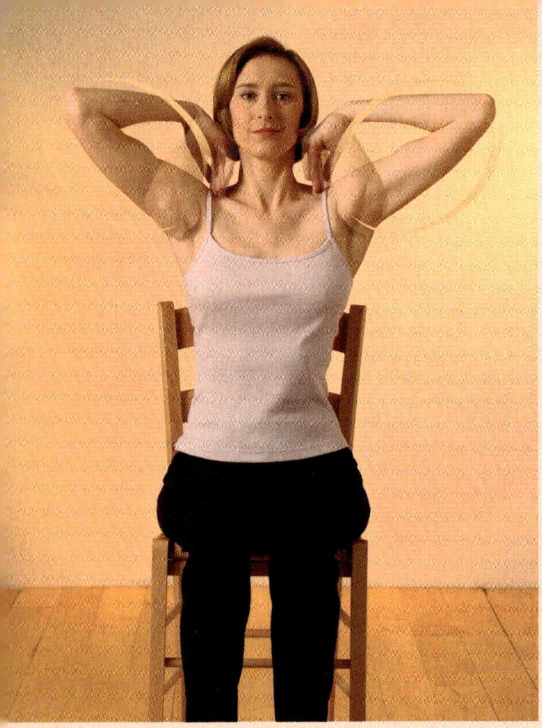

# Inhalt

Die Originalausgabe erschien 2003 unter dem Titel «Pilates – Simple Routines for Home, Work & Travel» im Verlag Gaia Books Ltd., London
3. Auflage März 2005
Deutsche Erstausgabe
Veröffentlicht im Rowohlt Taschenbuch Verlag, Reinbek bei Hamburg, August 2004

Redaktion Bernd Gottwald/Claudia Piras
Umschlaggestaltung any.way, Andreas Pufal
(Foto: Paul Forrester/Gaia Books)
Reihenlayout Christine Lohmann
Satz Caecilia und Helvetica PostScript
Gesamtherstellung Clausen & Bosse, Leck
Printed in Germany
ISBN 3 499 61664 5

Aus dem Englischen von Susanne te Gude

Dieses Buch ist Robin Howard (†) und Robert Cohan gewidmet, die mich mit der Pilates-Technik bekannt gemacht haben, und Robert Fitzgerald, meinem ersten Lehrer.

## Sicherheitshinweis

Dieses Buch kann keine medizinische Behandlung ersetzen. Bitte sprechen Sie mit Ihrem Arzt, bevor Sie einschneidende Veränderungen in Ihrer Lebensweise vornehmen. Obwohl Pilates-Übungen, richtig ausgeführt, eine äußerst sichere Trainingsmethode darstellen, sollten Sie professionellen Rat suchen, falls Sie Fragen zu Ihrem Gesundheitszustand oder gar Beschwerden haben.

# Joseph Pilates

Das Pilates-Übungssystem wurde von dem in Deutschland geborenen Joseph Pilates (1880–1967) entwickelt. Pilates war als Kind oft krank und setzte alles daran, seine schlechte Verfassung durch Gymnastik zu verbessern. Mit 14 war sein Körperbau dann so gut, dass er als Modell für Anatomie-Zeichnungen etwas Geld verdienen konnte. Im Ersten Weltkrieg wurde Pilates in England interniert. Während dieser Zeit arbeitete er als Sanitäter und pflegte verletzte Mithäftlinge. Viele der überwiegend bettlägerigen Männer brauchten dringend eine physikalische Therapie, und so erfand Pilates eine spezielle Apparatur: Mit Hilfe von Federn, die er über den Betten anbrachte, konnten die Patienten ihre Muskelkraft trainieren, und man stellte fest, dass sie schnellere Fortschritte in der Genesung machten als die anderen.

Nach dem Krieg kehrte Pilates nach Deutschland zurück. Er feilte weiter an seinem Fitness-System und lernte Rudolf von Laban kennen, den Erfinder der berühmten Tanzschrift. Laban begann, Übungen von Pilates in seinen Unterricht aufzunehmen. 1926 zog Pilates nach Amerika und gründete in New York sein erstes Studio, das vor allem von Tänzern besucht wurde und Legenden wie Martha Graham und George Balanchine anzog. Als Joseph Pilates 1967 starb, war seine Methode fast ausschließlich in Tänzerkreisen bekannt, hat aber seither ein stetig wachsendes Publikum gefunden. Wie Pilates selbst sagte, waren seine Neuerungen «meiner Zeit 50 Jahre voraus».

## Alan Herdman

Alan Herdman ist ein Schüler von Laban und lehrt Tanz und Drama. Er studierte die Graham-Technik

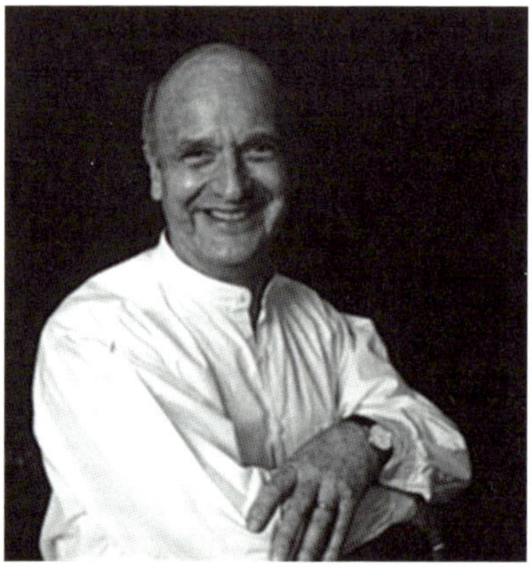

an der Londoner School of Contemporary Dance und die Pilates-Technik in New York. 1970 führte er Pilates in Großbritannien ein und hat dort, sowie in vielen anderen Ländern, Trainingsstudios eröffnet. Er unterrichtet professionelle Tänzer, Sänger, Schauspieler und alle, die an ihrer Gesundheit arbeiten möchten. Sein erstes Buch, *Das große Buch Pilates*, wurde weltweit zum Bestseller.

# Einleitung

Wir alle leben heute mit einem immer dichter gedrängten Terminkalender. Dies verschafft uns einerseits Anregung, Energie und Erfüllung, führt aber auch manchmal zu Müdigkeit, Überlastung und Stress. Dann wächst uns plötzlich alles über den Kopf, und wir sind schon erschöpft, bevor der Tag richtig begonnen hat. Die Leistungen, die wir von unserem Körper verlangen, können zum allgemeinen Gefühl von Unwohlsein und Anspannung beitragen. So erfordert ein anspruchsvoller Büro-Job viele Stunden vor dem Computer, und sich um ein Baby zu kümmern kann ständiges Heben und Umhertragen bedeuten.

Sie können bei der Bildschirmarbeit Pausen einlegen und lernen, auch ein schon schwereres Baby sicher zu heben – Pilates jedoch hilft Ihnen, Ihren Körper besser wahrzunehmen und ihn gleichzeitig zu kräftigen. Mit einem leistungsfähigen Körper können Sie die physischen Anforderungen des Alltags besser bewältigen. Aber Pilates bringt nicht nur körperlichen Nutzen: So wie Ihr Körper stärker und beweglicher wird, wird es auch Ihr Geist. Es wird Ihnen leichter fallen, dem täglichen Druck standzuhalten, Ihre Konzentration steigt und Sie können abends schneller abschalten. Kurz gesagt, regelmäßiges Pilates-Training bringt Ihnen mehr Lebensqualität.

## Die Geschichte von Pilates

Die Pilates-Technik umfasst eine breite Palette an Übungen, von denen einige inzwischen deutlich von der Methode abweichen, die Pilates ursprünglich im Sinn

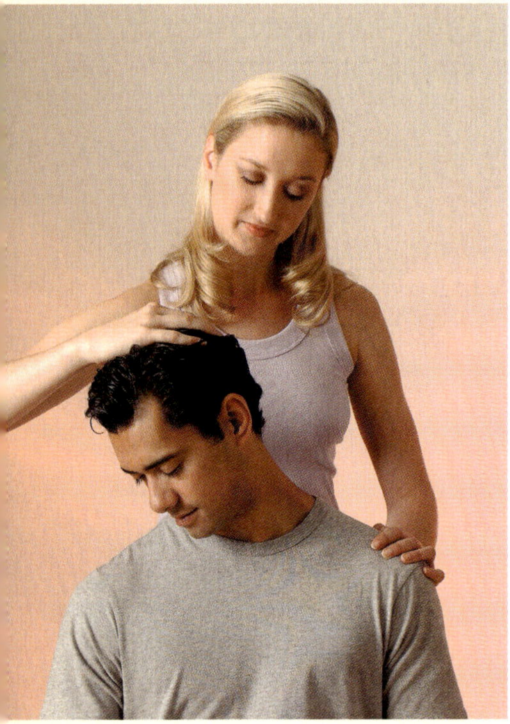

hatte. Eine genaue Darstellung seiner eigentlichen Überlegungen findet sich in seinem bekannten Klassiker *Return to Life*. In diesem Buch erklärt Pilates seine Ansichten über das moderne Leben und die Notwendigkeit, den Körper mit diesem Leben in Einklang zu bringen. Er untersucht die Lebensweise des heutigen Menschen, erkennt, wie wichtig ein ausbalancierter Körper ist, analysiert, wie sich das Training auf Blut und Kreislauf auswirkt, und schlägt vor, sich ein tägliches Programm für Ernährung, Atmung, Schlaf und Baden anzugewöhnen. Aus diesen Grundprinzipien entwickelte Pilates «Contrology» (später einfach «Pilates» genannt) und beschreibt sein System als die «vollständige Koordination von Körper, Seele und Geist».

Pilates lehrte, dass ein Gleichgewicht von frischer Luft, Schlaf, einer ausgewogenen Ernährung und Sport unverzichtbar für jedermann sei, und empfand das moderne Leben als kontraproduktiv für das Erreichen einer optimalen Gesundheit. Er beschrieb den Körper eines durchschnittlichen Erwachsenen als zusammengesackt, mit krummen Schultern, hohlen Augen, schlaffer Muskulatur und verminderter

Vitalität. Ferner war Pilates der Ansicht, dass die so genannten Errungenschaften der Zivilisation wie Telefone und Autos zu nervöser Anspannung und schlechter Gesundheit führen, und er entwickelte Contrology, um diese negativen Faktoren aufzufangen. Das von Pilates entworfene System umfasst viele Elemente, die Körper und Seele auf einer neuromuskulären Ebene vereinen sollen. Contrology ermöglicht die Kontrolle über die Muskeln. Weiterhin untersuchte Pilates die Muskelentwicklung im Hinblick auf Beweglichkeit und Kraft. Das Ergebnis eines regelmäßigen Trainings bestehe darin, «Ihren lahmen Kreislauf in Schwung zu bringen, damit er seine Aufgaben effektiver erfüllt und über den Blutstrom die Ansammlung von Ermüdungsstoffen entsorgen kann, die durch muskuläre und mentale Aktivität entstehen. Ihr Gehirn wird klar und Ihre Willenskraft funktioniert» (Pilates, 1945). Pilates sah in seiner Technik also weit mehr als nur ein Trainingssystem und beschrieb Contrology als einen Weg, um «die Herrschaft des Geistes über die komplette Kontrolle Ihres Körpers zu erreichen», mit dem Ergebnis höherer Selbstachtung und eines größeren Selbstbewusstseins.

## Wie Sie dieses Buch nutzen können

Seit ihren Anfängen hat Joseph Pilates' Methode stetig an Beliebtheit gewonnen und ist heute eine der bekanntesten Körper-Geist-Techniken überhaupt mit einer weltweiten Anhängerschaft. Dieses Buch bietet eine große Auswahl einfacher Pilates-Übungen, die Sie in Ihrem vollen Tagesplan integrieren können, egal, ob Sie zur Arbeit fahren oder den Tag zu Hause verbringen. Es deckt alle Situationen körperlicher Aktivität ab – vom Moment des Aufwachens am Morgen bis zum Einschlafen am Abend. Es ist zugleich ein schnelles Nachschlagewerk und ein Ratgeber für den richtigen Lebensstil. Sie können hier und da einen kurzen Blick hineinwerfen oder es ganz systematisch durchlesen, um in einem rundum gesunden Leben jede Form der Bewegung aktiv genießen zu lernen. Wann immer Sie ein paar freie Minuten haben, sollten Sie die Zeit nutzen, um eine neue Übung auszuprobieren. Holen Sie das Maximum aus diesen «gestohlenen Momenten» heraus. Mit der Zeit werden Sie ein besseres Körperbewusstsein aufbauen, und zwar für Ihren gesamten Körper und nicht nur für Teile davon. Sie werden sich sogar mit Ihrem Körper «unterhalten» können, wenn Sie die Verbindung zwischen Geist und Körper weiter entwickeln.

Vielleicht haben Sie schon einmal ein Pilates-Studio besucht und in den Trainingsstunden Übungen am Boden und an den Geräten gemacht. Wenn nicht, dann können Sie die Techniken leicht erlernen, indem Sie den Anweisungen dieses Buches folgen. Es zeigt Ihnen, wie Sie Pilates in Ihr Leben einbinden, egal, was Sie gerade tun und ohne dass Sie eine Ausrüstung oder besondere Kleidung benötigen. Sie werden schnell herausfinden, wie Sie Verspannungen durch zu langes Sitzen oder Stehen, durch das Heben schwerer Lasten oder durch unbequeme Reisebedingungen mit einigen schnellen und einfachen Pilates-Übungen lindern können.
Das erste Kapitel erklärt Ihnen in einer Einführung, wie Pilates funktioniert und wie Sie die ersten Schritte machen. Es zeigt Ihnen die Arbeit der wichtigsten Muskeln und die Bedeutung einer guten Haltung. Weiterhin enthält es Grundwissen über die Pilates-Methode, einen Abschnitt über das Aufwärmen vor dem Training und Ratschläge zur allgemeinen Lebensführung. Im zweiten Kapitel, «Start in den Tag mit Pilates», finden Sie Übungen speziell für den Morgen. In Kapitel drei, «Reisen mit Pilates», erfahren Sie, wie Sie sich so bequem und sicher wie möglich fortbewegen, egal ob Sie einen Spaziergang oder eine lange Reise mit dem Flugzeug machen. Kapitel vier, «Pilates bei der Arbeit», führt Sie durch den Arbeitstag, zu Hause oder im Büro. Kapitel fünf, «Entspannen mit Pilates», wird Ihnen helfen, den Stress des Tages hinter sich zu lassen. Kapitel sechs, «Pilates in der Schwangerschaft», stellt Übungen vor, die die Monate der Schwangerschaft angenehmer und sicherer machen.

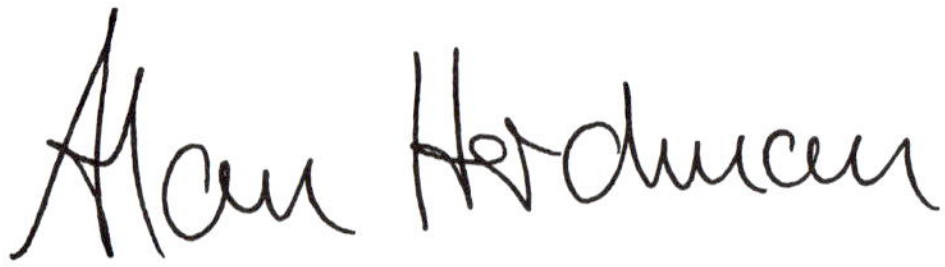

Alan Herdman

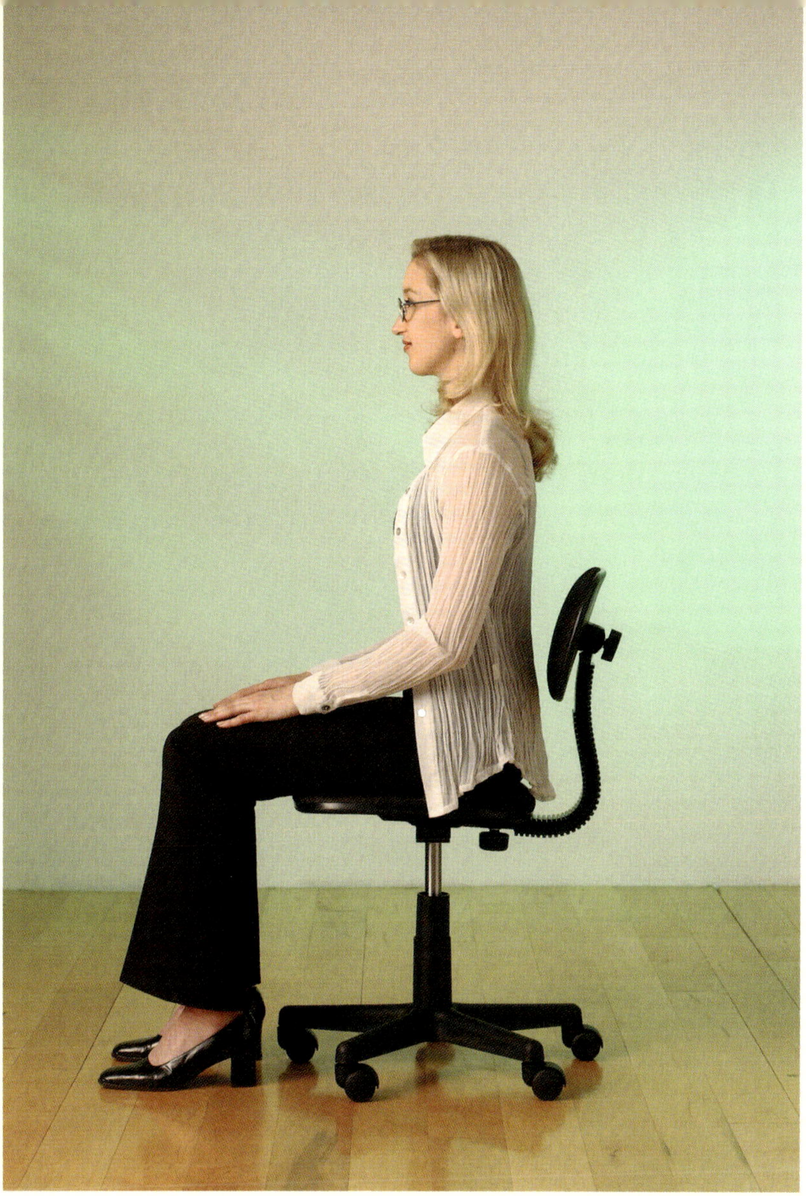

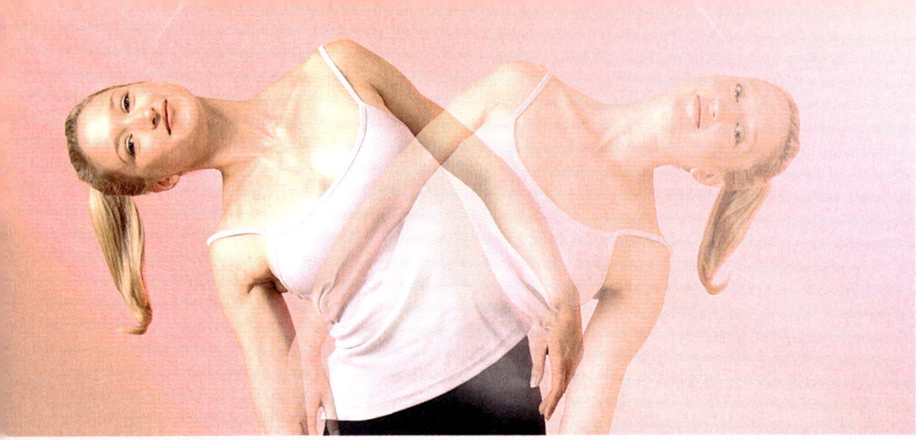

# Kapitel 1

## Pilates – Eine Einführung

***Pilates ist eine sanfte «Denk»-Übung, die Körper und Geist hilft, harmonisch zusammenzuwirken. So bekommen Sie einen gesunden, straffen, beweglichen Körper und einen ruhigen, entspannten Geist. Pilates ist eine anaerobe Übungsmethode, die Haltung und Atmung als Schlüsselelemente nutzt, um die wichtigsten Muskeln Ihres Körpers zu strecken und zu stärken.***

Viele Sportarten und Übungssysteme sprechen nur die größeren, kräftigeren Muskeln an, die dadurch straffer und stärker werden. Wir hören oft den Satz «Ohne Fleiß kein Preis» und haben uns an den Gedanken gewöhnt, dass wir von einem Training keine Erfolge erwarten dürfen, wenn wir nicht in gewissem Maße dabei gelitten haben. Doch leider vernachlässigen diese (aeroben) Methoden die kleineren Muskeln, die dadurch im Vergleich immer schwächer werden. Bei Pilates jedoch sind alle Muskeln gleich wichtig. Die kleineren werden mit der Zeit kräftiger, die größeren einfach nur straffer und geschmeidiger. So entwickelt sich Ihr Muskelapparat zu einer perfekt abgestimmten, ausgeglichenen Einheit.

Um diese kleineren Muskelgruppen zu finden, müssen Sie erst einmal lernen, sie zu erspüren und dann, sie einzusetzen. Dies erfordert ein wenig Entschlossenheit und Konzentration, und darum wird Pilates auch oft als «Denk»-Übung bezeichnet. Denn weil Sie beim Training denken müssen, müssen Körper und Geist zusammenarbeiten, und genau dieser Effekt führt zu einem Gefühl von Ganzheitlichkeit, Ruhe und innerem Frieden, das Ihre Lebensqualität deutlich steigern und Sie die täglichen Anforderungen besser meistern lassen wird.

Das erste Kapitel erklärt Ihnen die Muskeln, die Sie für Pilates kennen sollten, zeigt Ihnen, wie Sie zunächst einmal Ihre Haltung überprüfen und bewerten, und macht Sie mit den acht wichtigsten Pilates-Prinzipien vertraut. Außerdem finden Sie hier Anweisungen für das Aufwärmen sowie wichtige Informationen zu den Themen Ernährung und Schlaf.

# Der Pilates-Effekt

Die besondere Konzentration, die Sie auf die kleineren Muskeln richten müssen, ist eine wesentliche Voraussetzung dafür, Pilates überhaupt zu verstehen und korrekt auszuführen. Nicht umsonst gehört Konzentration zu den acht Grundprinzipien (vgl. S. 30 ff.). Die anderen sieben, die Sie sich genauso bewusst machen sollten, sind: Zentrierung, Kontrolle, Atmung, Bewegungsfluss, Genauigkeit, Individualisierung und Ausdauer. Nehmen Sie sich die Zeit und versuchen Sie, diese Grundprinzipien zu verinnerlichen.

Alle Bewegungen sind klein, ruhig und kontrolliert. Dadurch sind sie sicher für jedermann, egal ob jung oder alt, gesund, fit oder vielleicht nicht ganz so fit. Beim Ausführen der Pilates-Übungen lernen Sie allmählich Ihren Körper kennen – vielleicht zum ersten Mal in Ihrem Leben. Wenn Sie dranbleiben und Ihre Kenntnisse weiter vertiefen, werden Sie nach und nach die ersten Erfolge bemerken. Zuerst denken Sie vielleicht, dass sich nicht viel tut, und sind sich der Veränderungen gar nicht bewusst. Aber bald schon können Sie feststellen, dass Ihre Körperhaltung sich verbessert. Familie, Freunde oder Kollegen sagen Ihnen plötzlich, wie gut Sie aussehen. Ihre Muskeln werden sich langsam straffer anfühlen und Ihre Gelenke beweglicher. Vielleicht beobachten Sie, dass Ihr Bauch flacher wird, obwohl Sie nicht unbedingt Gewicht verlieren, und dass Ihre Gliedmaßen schlanker und länger wirken. Sie fühlen sich stärker und haben Kontrolle über Ihren Körper. Jeder in Ihrer Umgebung wird Ihr neues

### *Wichtige Punkte, die Sie sich merken sollten*

- Prägen Sie sich die acht Pilates-Prinzipien ein.
- Kleine Bewegungen sind wichtiger als große.
- Lernen Sie Ihren Körper kennen.
- Regelmäßiges Üben führt zum Erfolg.
- Ihre Körperhaltung wird sich rasch verbessern.
- Ihr Bauch wird flacher.
- Sie werden sich bald wohler in Ihrer Haut fühlen.

Wohlbefinden registrieren. Und vor allem gehen Sie die Unternehmungen des Tages ruhiger und entspannter an.

## Die Muskelgruppen

Bei Pilates-Übungen benutzen Sie Ihre Muskeln auf eine ganz besondere Weise. Sie sprechen sie gezielt an und konzentrieren sich auf die Bewegung selbst. So achten Sie z. B. darauf, «wie» Sie Ihr Bein beugen und nicht «wie weit». Viele Ihrer Muskeln werden synchron arbeiten müssen.
Zuerst denken Sie vielleicht, dass Ihre Muskeln für eine bestimmte Übung zu schwach sind. Vielleicht spüren Sie diese Muskeln am Anfang nicht einmal. Aber wenn Sie weiter trainieren, werden sie langsam kräftiger. Die Abbildungen auf der folgenden Seite zeigen Ihnen die wichtigsten Muskelgruppen, die Sie kennen sollten. Wenn Sie ein Pilates-Studio besuchen, werden Sie diese Bezeichnungen auch von Ihrem Trainer hören.

### Trapezmuskel

Er hebt und dreht die Schulterblätter und hebt Ihre Arme über den Kopf.

### Schultermuskulatur

Die Schultermuskulatur brauchen Sie, um die Schultern zur Seite und nach hinten zu heben und den Arm zu bewegen.

### Bizeps

Er beugt den Ellbogen und dreht den Unterarm, z. B. so, dass die Handfläche nach oben zeigt.

### Gerade Bauchmuskeln

Damit können Sie den Oberkörper beugen, den «Bauch einziehen» (also die Bauchdecke in Richtung Rippen ziehen), und wenn Sie liegen, heben Sie mit diesen Muskeln Ihre Schultern und Beine.

### Schräge Bauchmuskeln

Die schrägen Bauchmuskeln halten Ihre inneren Organe am Platz. Außerdem beugen sie den Rumpf zur Seite.

### Latissimus (breiter Rückenmuskel)

Diesen Muskel benutzen Sie z. B. für Klimmzüge; beim Ausatmen drückt er auf Ihre Rippen.

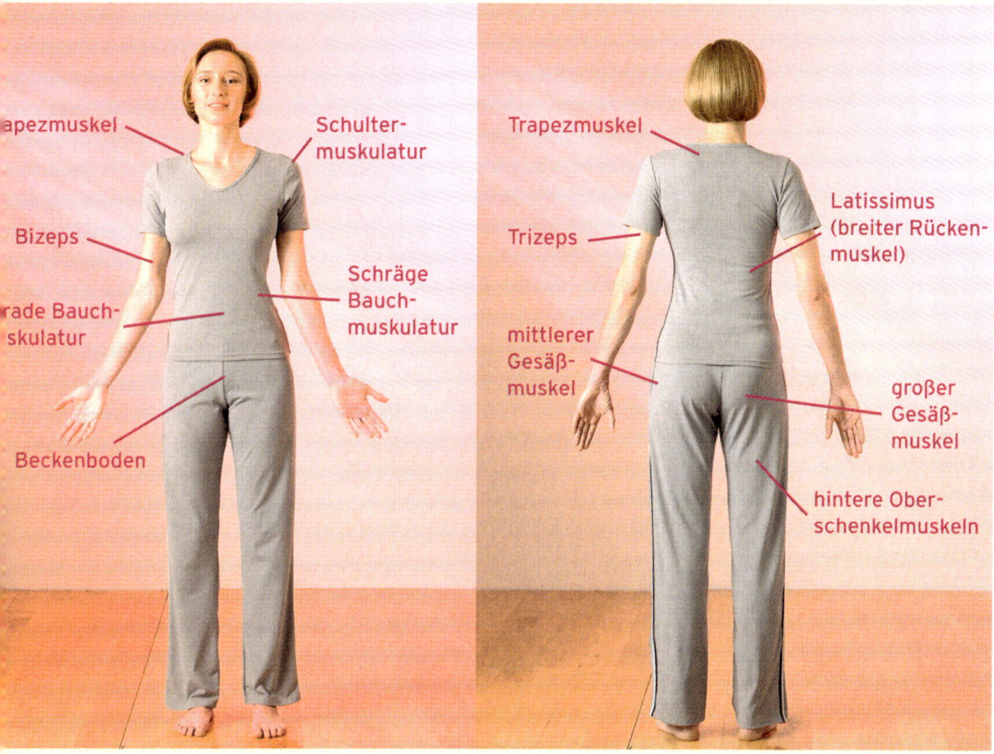
apezmuskel
Schulter-
muskulatur
Bizeps
Schräge
Bauch-
muskulatur
rade Bauch-
skulatur
Beckenboden
Trapezmuskel
Latissimus
(breiter Rücken-
muskel)
Trizeps
mittlerer
Gesäß-
muskel
großer
Gesäß-
muskel
hintere Ober-
schenkelmuskeln

### Gesäßmuskeln
Sie strecken die Hüfte und drehen die Oberschenkel zur Seite. Durch regelmäßiges Training bleiben Ihre Gesäßmuskeln fest.

### Trizeps
Er streckt den Unterarm im Ellbogen.

### Hintere Oberschenkelmuskeln
Diese Muskeln benutzen Sie, um Ihre Knie zu beugen und die Oberschenkel zu strecken.

### Beckenboden
Hier befindet sich eine dünne Muskelwand, die den Beckengürtel überspannt. Der Beckenboden ist bei Männern wie Frauen gleich wichtig und sollte ein Leben lang trainiert werden.

## Das Skelett

Das Skelett ist das Gerüst des Körpers und gibt ihm seine grundlegende Form. Größe und Proportionen der einzelnen Knochen eines Erwachsenen sind schon lange vor der Geburt festgelegt, das Verhältnis zueinander kann sich jedoch während des ganzen Lebens verändern und verschieben, je nach Körperhaltung, Gesundheit und Bewegung, Ihren Angewohnheiten und Ihrem allgemeinen Wohlbefinden.

# Überprüfen Sie Ihre Körperhaltung

Waren Sie felsenfest davon überzeugt, Sie hätten eine gute Körperhaltung – bis Sie einmal Ihr Spiegelbild in einer Schaufensterscheibe gesehen haben? Haben Sie einen Schreck bekommen? Wirkten Sie leicht gebeugt, und saß Ihre Kleidung schlecht? Ein Schwerpunkt des Pilates-Trainings ist die Körperhaltung. Die Übungen bewirken, dass Sie sich Ihrer Haltung bewusst werden und sie verbessern, und ein wesentlicher Nutzen von Pilates ist die anmutige Haltung, die Sie schließlich erreichen. Dadurch sehen Sie gut aus und fühlen sich auch so. Eine gute Haltung trägt allgemein zu Gesundheit und Wohlbefinden bei und hilft Ihnen außerdem, den maximalen Nutzen aus Ihrem Pilates-Training zu ziehen. Wenn Sie z. B. während der Übungen Ihre Bauchmuskulatur angespannt halten, stellen Sie damit sicher, dass Sie Ihren Rücken nicht zu stark belasten. Genauso wird eine gute Haltung Ihnen im Alltag Rückenschmerzen ersparen – die für mehr verlorene Arbeitstage verantwortlich sind als jede andere Krankheit.

Kurz gesagt: Pilates verhilft Ihnen zu einer besseren Haltung. Und eine gute Haltung wiederum hilft Ihnen, den größten Nutzen aus Pilates zu ziehen.

## Gute oder schlechte Haltung?

Bevor Sie Ihre Haltung überprüfen, sollten Sie an folgende Punkte denken:

- → Ist Ihr Kinn vorgestreckt oder zeigt es nach oben? Dann ist Ihre Wirbelsäule schlecht ausgerichtet, und Ihre Nackenmuskeln verkürzen sich.
- → Sind Ihre Schultern auf gleicher Höhe oder ist eine höher als die andere?
- → Wenn Sie Ihre Arme locker an den Seiten herabhängen lassen, haben Ihre Handgelenke dann denselben Abstand zur Hüfte?
- → Sind Ihre Knie gerade und zeigen sie nach vorne?
- → Stehen beide Füße flach auf dem Boden?
- → Ist Ihr Gewicht eher auf die äußeren oder inneren Fußkanten verteilt, oder mehr nach hinten oder vorne verlagert?

Die Abbildungen auf den folgenden Seiten zeigen Ihnen, wie Sie Ihre Haltung und die Beweglichkeit verschiedener Körperpartien überprüfen können. Nutzen Sie anschließend den Fragebogen auf Seite 29, um herauszufinden, welche Pilates-Übungen für Ihr spezielles Haltungsproblem am besten geeignet sind.

**VORDERANSICHT/FALSCH**

Das Körpergewicht ruht auf einer Seite, wodurch die Schultern schief stehen und die Hüften ungleich belastet sind. Die Wirbelsäule ist schlecht ausgerichtet und zu einer Seite gekrümmt. Die Knie zeigen nach innen, und die Füße sind einwärts gedreht. Dies hat zur Folge, dass die Kleidung in verschiedene Richtungen zieht und einfach nicht gut aussieht.

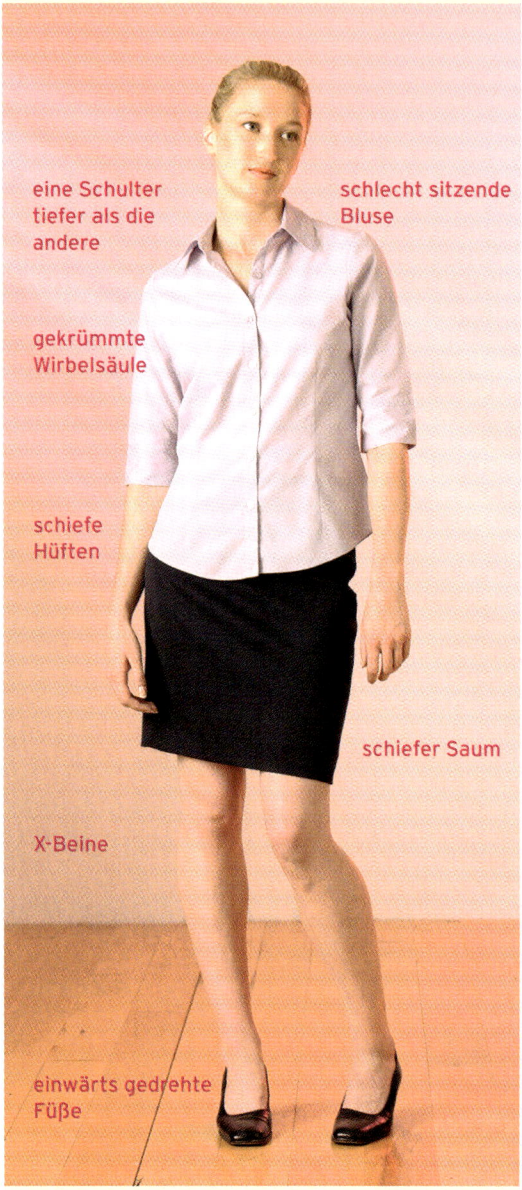

### VORDERANSICHT/ RICHTIG

Durch eine korrekte Haltung sitzt Ihre Kleidung gut und bequem, der Saum ist gerade. Um Ihre Kopfhaltung zu korrigieren, schauen Sie nach vorne und ziehen Sie das Kinn leicht zurück. Stellen Sie sich vor, an Ihrem Kopf wäre ein Bindfaden befestigt. Der imaginäre Bindfaden zieht den Kopf sanft nach oben, sodass Hals und Wirbelsäule gestreckt werden. Oft setzen sich Verspannungen im Nacken fest. Überprüfen Sie, ob Ihre Schultern und Ihr oberer Rücken nach vorne fallen und Sie damit einen «Buckel» machen. Sind Ihre Schultern auf gleicher Höhe? Wenn Sie ständig eine Tasche über einer Schulter tragen, spannen Sie vielleicht eine Seite mehr an als die andere. Lassen Sie Ihre Schultern hängen. Wenn sie verspannt sind, lassen Sie sie zur Lockerung ein paar Mal kreisen.

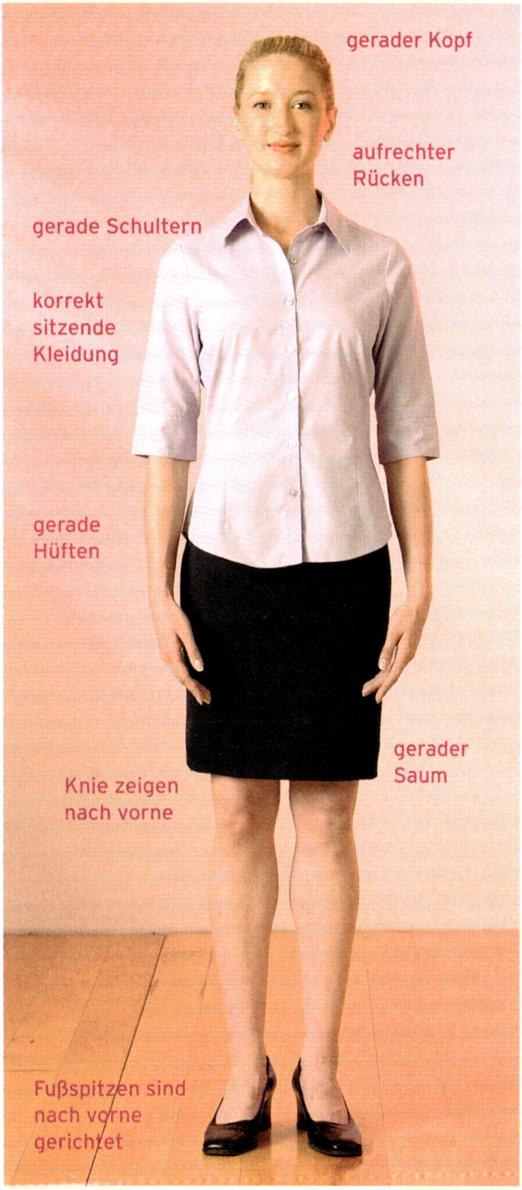

**SEITENANSICHT/FALSCH**

Stellen Sie sich seitlich vor einen Spiegel. Machen Sie ein Hohlkreuz? Ragen Bauch oder Gesäß vor? Verlagern Sie Ihr Körpergewicht meistens auf eine Seite? Die Frau in unserem Beispiel hat ihr Körpergewicht hauptsächlich auf die linke Seite verlagert, sodass Becken und Wirbelsäule schief stehen. Die Schultern sind gebeugt und ungleich hoch. Das Gesäß steht vor, und der Rücken biegt sich nach innen.

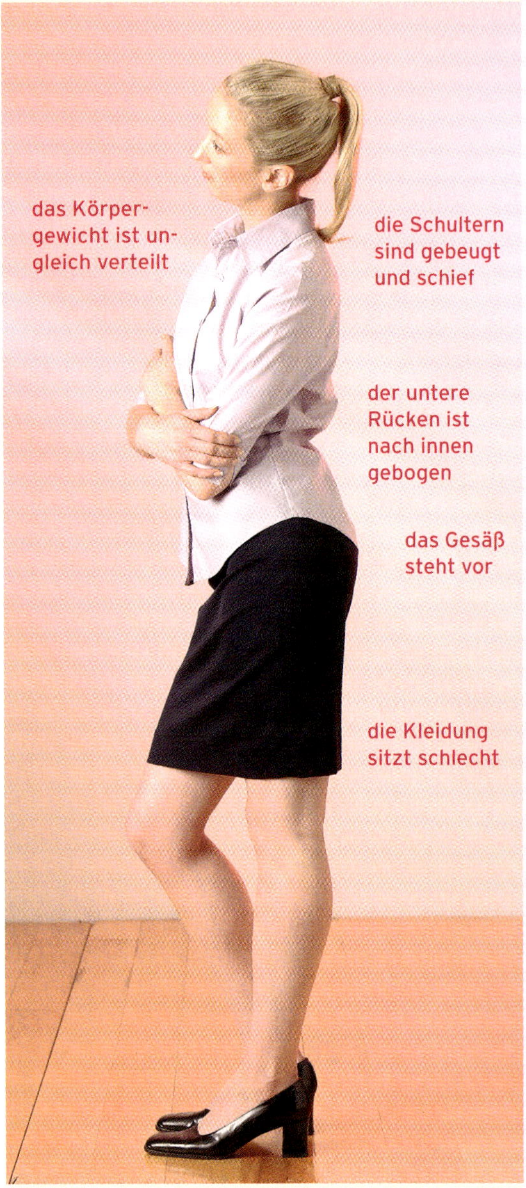

**SEITENANSICHT/RICHTIG**

Wenn Ihre Beine gerade sind, sollten Sie eine Dehnung spüren, die sich bis in die Gesäßmuskeln fortsetzt. Ziehen Sie den Bauch ein. Dadurch kippt das Becken leicht nach vorne. Halten Sie diese Position, indem Sie die unteren Gesäßmuskeln anspannen. Es ist wichtig, welche Schuhe Sie tragen. Meiden Sie Schuhe mit sehr hohen Absätzen und Plateausohlen, wählen Sie lieber Modelle mit weichen Sohlen, in denen Ihre Füße genug Bewegungsfreiheit haben.

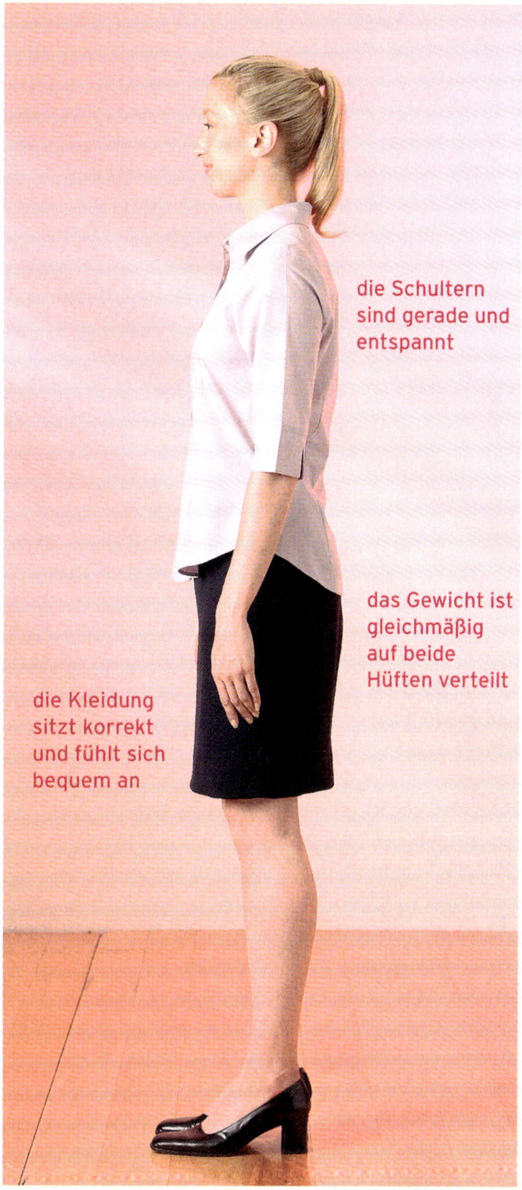

**ABROLLEN**

So prüfen Sie, ob Ihr Nacken und Ihre Schultern frei sind von Verspannungen und Sie die richtigen Muskeln benutzen.

→ Stellen Sie die Füße leicht auseinander, die Knie sind leicht gebeugt, die Hände locker. Spannen Sie das Gesäß an und ziehen Sie den Bauch ein.

→ Lassen Sie das Kinn zur Brust sinken und fühlen Sie dabei die Dehnung bis in den oberen Rücken. Lassen Sie Schultern und oberen Rücken nach vorne rollen.

→ Während Ihr Rücken sich weiter beugt, lassen Sie die Arme nach vorne fallen und halten Sie die Knie leicht gebeugt. Lassen Sie den Oberkörper nach unten hängen, der Kopf streckt dabei die Wirbelsäule.

→ Lassen Sie die Knie gebeugt und die Arme hängen. Kommen Sie dann langsam wieder hoch. Spannen Sie dazu zuerst das Gesäß an und ziehen Sie den Bauch ein. Richten Sie dann nach und nach die Wirbelsäule wieder auf, konzentrieren Sie sich dabei auf die Vorderseite Ihres Körpers. Fühlen Sie, wie Ihre Schultern nach unten gleiten und lassen Sie die Arme locker. Strecken Sie nun langsam die Knie und fühlen Sie, wie Ihr Hals «länger» wird und sich Ihr Kopf leicht nach vorne schiebt.

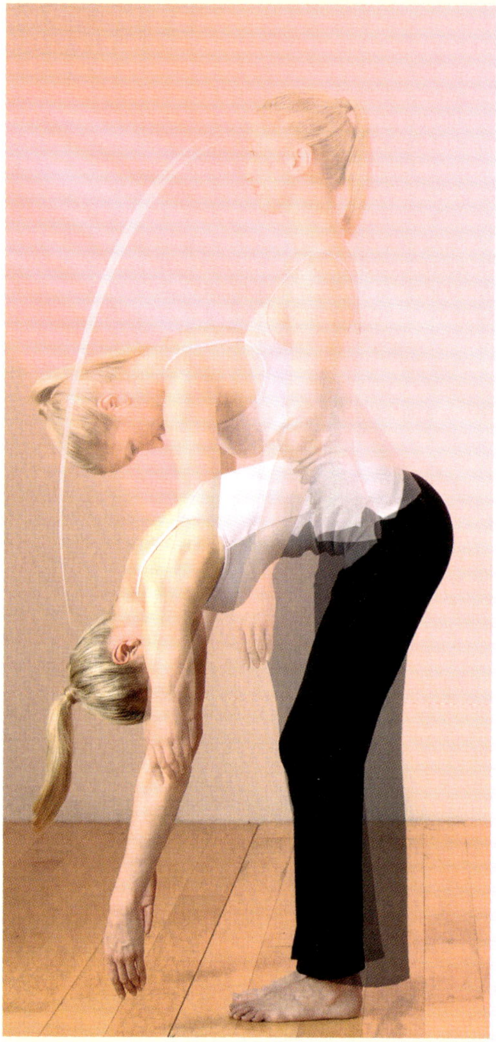

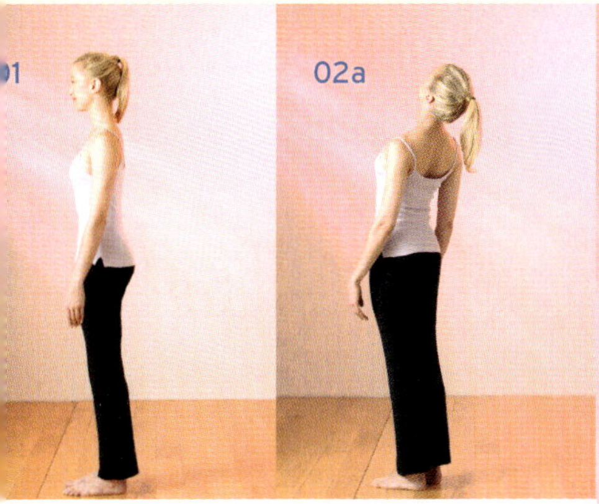


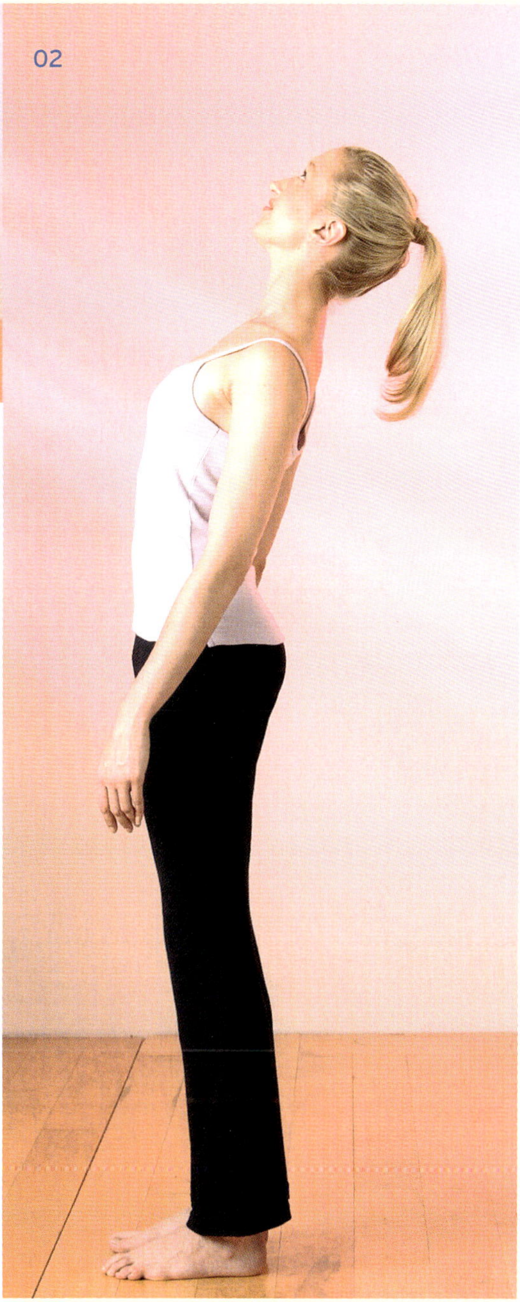


**ZURÜCKLEHNEN** (01–02)
Damit überprüfen Sie die Beweglichkeit des oberen Rückens.

(01) Stehen Sie gerade und lassen Sie die Arme locker hängen.

(02) Richten Sie Ihren gesamten Rumpf über die Brustwirbelsäule auf, indem Sie das Brustbein immer weiter in Richtung Decke strecken. Lassen Sie die Arme hängen. Versuchen Sie nicht, Ihren Körper mit Gewalt nach hinten zu drücken – Sie würden nur das Gleichgewicht verlieren.

(02a) Dieselbe Haltung wie Schritt (02) in einer detaillierteren Rückenansicht.

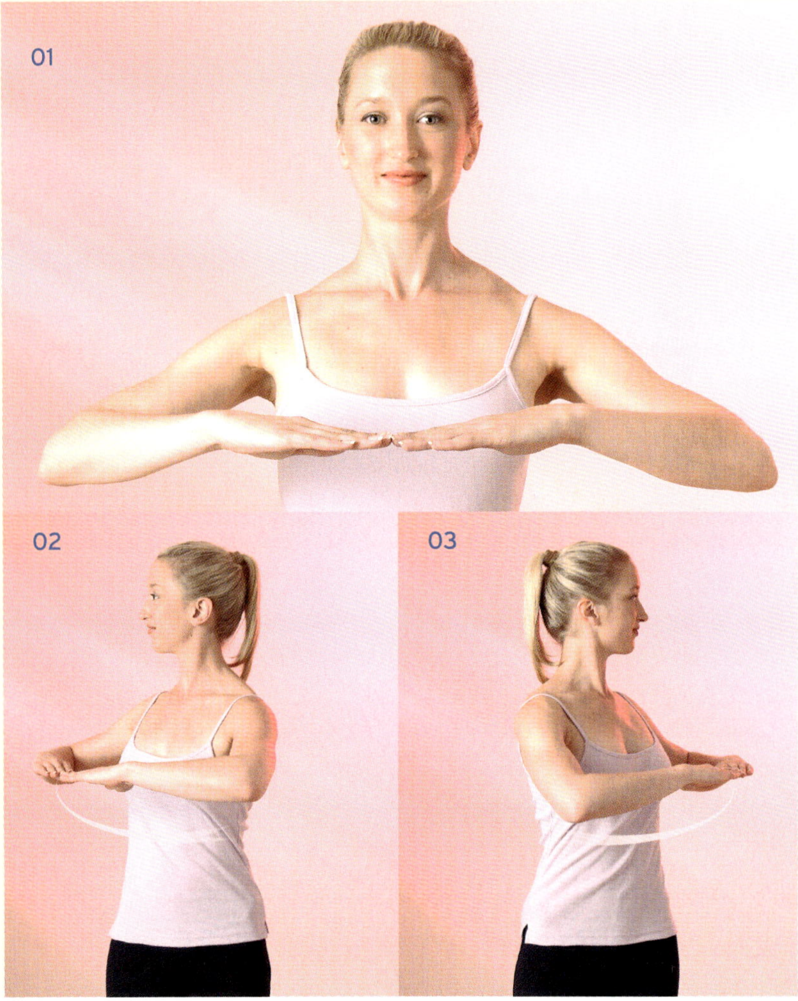


**DER KOSAK** (01–03)
So überprüfen Sie die Beweglichkeit der Brustwirbelsäule

(01) Halten Sie die Hände flach. Die Fingerspitzen berühren sich vor der Mitte des Brustbeins.

(02) Atmen Sie ein und drehen Sie beim Ausatmen den Oberkörper zur rechten Seite. Atmen Sie wieder ein und kehren Sie zur Mitte zurück.

(03) Atmen Sie ein und drehen Sie beim Ausatmen den Oberkörper zur linken Seite. Atmen Sie wieder ein und kehren Sie zur Mitte zurück. Wiederholen Sie die gesamte Übung 10-mal.

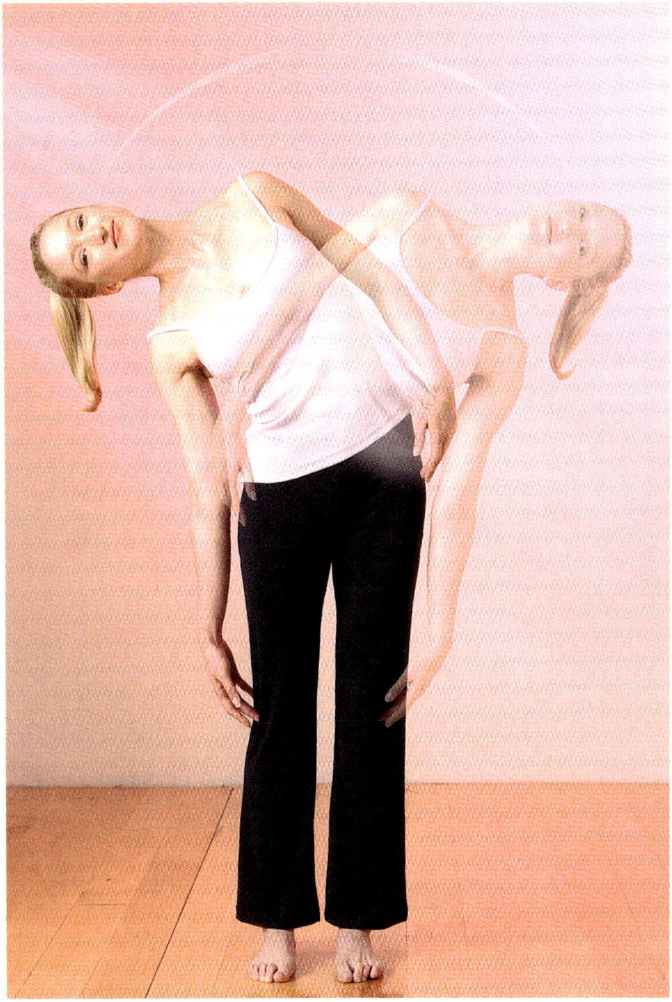

**SEITENBEUGUNG**

Damit prüfen Sie Ihre allgemeine Beweglichkeit und stellen fest, ob Sie beide Seiten des Körpers gleich weit dehnen können.

Lassen Sie im Stehen die Arme locker und natürlich hängen. Atmen Sie ein und beugen Sie sich beim Ausatmen zu einer Seite, als ob Sie das Ohr zur Schulter führen wollten. Atmen Sie wieder ein und kehren Sie beim Ausatmen in die Ausgangsposition zurück. Machen Sie die Beugung nun auf der anderen Körperseite. Wiederholen Sie die gesamte Übung 10-mal.

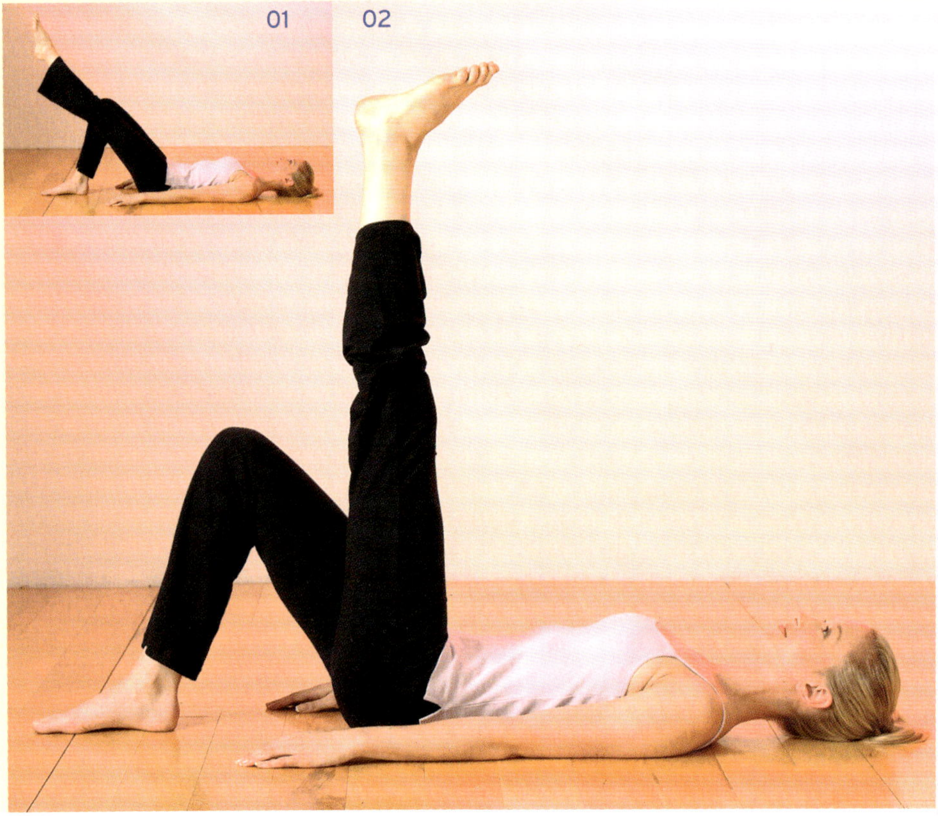


**HINTERE OBERSCHENKEL-MUSKELN** (01–02)
So überprüfen Sie die Dehnbarkeit Ihrer hinteren Oberschenkelmuskulatur.

(01) Legen Sie sich auf den Rücken, beugen Sie das rechte Knie und stellen Sie den Fuß flach auf den Boden. Strecken Sie den leicht angewinkelten linken Fuß nach oben, die Zehen bleiben dabei gerade und dürfen sich nicht «einrollen». Ziehen Sie die Bauchmuskeln in Richtung Boden.

(02) Atmen Sie ein und bringen Sie beim Ausatmen das linke Bein in die Senkrechte. Atmen Sie wieder ein und führen Sie das Bein beim Ausatmen wieder nach unten. Machen Sie die Übung nun mit dem rechten Bein. Wiederholen Sie die gesamte Übung 10-mal.

## Wie ist es Ihnen ergangen?

Vielleicht haben Sie festgestellt, dass Sie an einigen Punkten Ihrer Körperhaltung arbeiten müssen. Wenn Sie eins oder auch mehrere der unten aufgelisteten (im Übrigen sehr häufigen) Probleme an sich beobachtet haben, lesen Sie bitte sorgfältig die Kapitel zwei, drei, vier und fünf. Dort erfahren Sie, was Sie tun können, um Abhilfe zu schaffen. Sie können sich ein kurzes, persönliches Programm zusammenstellen, das Sie regelmäßig durchführen. Die wichtigsten Bereiche, auf die Sie sich konzentrieren sollten, sind: Bauchmuskeln, Gesäß, hintere Oberschenkelmuskulatur, innere Oberschenkel und der breite Rückenmuskel.

**FRAGE:** Sie stehen seitlich vor dem Spiegel. Wölbt sich Ihr Bauch? Steht Ihr Gesäß vor? Machen Sie ein Hohlkreuz?
**ANTWORT:** Wenn ja, dann sollten Sie Ihre Bauch- und Gesäßmuskeln, Ihre hinteren Oberschenkelmuskeln und Ihren breiten Rückenmuskel straffen.
**FRAGE:** Sind Ihre Schultern verspannt, steif oder krumm?
**ANTWORT:** Wenn ja, dann brauchen Sie Schulter- und Rückenübungen, die die Rückenmitte ansprechen.
**FRAGE:** Hängt Ihr Gesäß und wirken Ihre Knie gebeugt?
**ANTWORT:** Kräftigen Sie Ihre Körpermitte und achten Sie besonders auf Ihre Gesäßmuskeln. Kräftigen und dehnen Sie auch Ihre hintere Oberschenkelmuskulatur.
**FRAGE:** Finden Sie es anstrengend, aufrecht zu stehen? Fühlt sich Ihr Körper dabei unwohl?
**ANTWORT:** Sie sollten alle Muskelgruppen straffen, um eine gute Körperhaltung und allgemeines Wohlbefinden zu erzielen.

## Die Grundprinzipien des Pilates-Trainings

Das Ziel der Pilates-Methode ist es, Körper und Geist zu einer Einheit zu verbinden, damit Sie sich mühelos, anmutig und sicher bewegen können, und zwar ganz automatisch und sozusagen «unbewusst». Doch bevor dies geschehen kann, müssen Sie Ihren Geist darauf trainieren, an Ihren Körper zu denken, während Sie die Übungen ausführen. Es ist unerlässlich, dass Sie Ihrem Körper volle Aufmerksamkeit schenken. Um Ihnen dabei zu helfen, gibt es acht Grundprinzipien, die Sie bei jeder Pilates-Übung befolgen sollten.

### 1. Konzentration

Bei vielen Übungstechniken kann Ihr Geist «abschalten», während Ihr Körper arbeitet. Im Pilates-Training aber erfordert jede kleinste Bewegung ein sorgfältiges Mitdenken. Das bedeutet, dass Sie alle anderen Gedanken beiseite schieben müssen, um sich zu konzentrieren. Folgen Sie bei jeder Pilates-Übung genau den Anweisungen und geraten Sie nicht in Versuchung, etwas zu vereinfachen. Richten Sie Ihre ganze Aufmerksamkeit auf das, was Sie tun. Agieren Sie ganz bewusst im Hier und Jetzt. Überfliegen Sie die Anleitungen nicht, sondern lesen Sie sie gründlich, vielleicht auch ruhig noch ein zweites oder drittes Mal. Konzentrieren Sie sich voll und ganz auf Ihr Tun und Ihren gesamten Körper. Das ist wichtig, weil Bewegungsabläufe, die Ihnen zunächst einfach erscheinen, vielleicht doch komplexer sind, als Sie denken. Beim Pilates-Training ist jede Haltung und Bewegung der verschiedenen Körperteile miteinander verbunden. Jede einzelne wirkt gleichzeitig auf eine andere ein. Sich auf den ganzen Körper zu konzentrieren ist eine besondere Herausforderung, aber es wird einfacher, je mehr Übung Sie darin bekommen. Wenn Sie dieses Zusammenspiel von Geist und Körper erst einmal beherrschen, werden Sie sowohl bei der Arbeit als auch in der Freizeit davon profitieren.

## 2. Zentrierung

Der Begriff «zentrieren», so wie er bei Pilates gebraucht wird, hat nichts mit dem «spirituellen Zentrum» östlicher Meditationstechniken zu tun, von denen Sie vielleicht schon einmal gehört haben. Eines der Hauptziele des Pilates-Trainings ist die Stärkung der Körpermitte, also der tief liegenden Bauchmuskulatur und der stabilisierenden Muskeln von Wirbelsäule und Becken. Dadurch lässt sich die Wirbelsäule schützen und eine Basiskraft für die Ausführung aller Bewegungen schaffen. Die Zentrierung ist immer wichtig, ganz gleich, ob Sie ein Rennen laufen oder nur ruhig in einem Sessel sitzen. Die Körpermitte – Ihr Zentrum – sind die Muskeln, die sich zwischen dem unteren Ende Ihres Brustkorbes und den Hüftknochen erstrecken. Darauf sollten Sie Ihre ganze Aufmerksamkeit richten. Wenn Sie diese Muskeln geschmeidig halten, bleibt Ihre Taille in Form, Ihr Bauch ist flach, Ihre Haltung verbessert sich, Sie werden nicht so schnell müde, quälen sich seltener mit Rückenschmerzen und sind allgemein weniger anfällig für Verletzungen. Ihr Zentrum steht für Ihre Grundstabilität.

## 3. Kontrolle

Pilates ist niemals «zufällig» oder beliebig, sondern immer kontrolliert. Wenn Sie sich auf Ihren Körper konzentrieren, können Sie jede Form von Bewegung exakt steuern, von der minuziösen Positionierung Ihrer Fingerspitzen bis hin zu den raumgreifenden Aktionen Ihrer Gliedmaßen. Wenn Sie wilde, unkontrollierte Bewegungen machen, ohne darüber nachzudenken, was Sie tun, kann es sein, dass es auch in anderen Bereichen Ihres Lebens wild und unkontrolliert zugeht. Kontrollierte körperliche Aktivität hingegen verschafft Ihnen auch mehr Kontrolle über Ihre Gedanken und Ihr Verhalten. Sie werden Herr Ihres Selbst sein statt sich von ihm beherrschen zu lassen. Weil Sie im Pilates-Training gegen die Schwerkraft arbeiten, wird Ihr Körper mit der Zeit stärker. Je langsamer und kontrollierter Ihre Bewegungen sind, desto größer wird Ihre Kraft und Konzentration. So werden Sie aus dem Training noch größeren Nutzen ziehen.

## 4. Atmung

Atmung ist einer der Schwerpunkte der Pilates-Technik. Richtige Atmung bedeutet, dass Ihr Blut mit Sauerstoff angereichert wird und so effektiv arbeiten kann, um die Zellen Ihres Körpers zu aktivieren und Abfallstoffe abzutransportieren. Wenn Sie Pilates-Übungen machen, muss Ihre Atmung auf die Bewegung abgestimmt werden. Daher ist es wichtig, dass Sie den Atemanweisungen in den Übungsbeschreibungen genau folgen. Allgemein gilt, dass Sie einatmen, wenn Sie sich auf eine Übung vorbereiten (oder während der Übung in die Ausgangsposition zurückkehren), und ausatmen, während Sie die Bewegung ausführen. Auf Ausnahmen von dieser Regel (die es durchaus gibt) wird an entsprechender Stelle hingewiesen.

## 5. Bewegungsfluss

Pilates-Übungen werden weich und fließend ausgeführt, um eine größtmögliche Wirkung zu erzielen. Versuchen Sie, sich nicht steif oder eckig zu bewegen, und weder zu schnell noch zu langsam. Wenn Sie eine Straße entlanggehen, sollte jeder Muskel in Verbindung mit den anderen arbeiten. Ihre Bewegungen sollten harmonisch aufeinander abgestimmt sein.

## 6. Präzision

Eine möglichst präzise Ausführung all der kleinen Bewegungen erhöht die anhaltende Wirksamkeit. Sie werden Ihren Körper als fein abgestimmt wahrnehmen, und diese Verfassung spiegelt sich im Alltag in anmutigen, ökonomischen Bewegungen wider.

## 7. Individualisierung

Jeder von uns ist anders, und jeder von uns hat unterschiedliche Bedürfnisse und Fähigkeiten. Beim Erlernen der Pilates-Technik bauen wir ein Bewusstsein für unseren eigenen Körper auf, das sich schließlich zu einer Kontrolle über die einzelnen Muskelgruppen entwickelt und zu den richtigen Bewegungsmustern führt.

## 8. Ausdauer

Pilates erfordert regelmäßiges Üben, um sich nachhaltig auf Ihren Körper und auch auf Ihr Leben auswirken zu können. Die Technik ist kein Ersatz für andere sportliche Aktivitäten, bietet Ihnen aber die Möglichkeit, Ihre Leistungen dort sowie im Leben allgemein zu verbessern. Machen Sie also Pilates zu einer täglichen

Gewohnheit, was immer Sie sonst noch tun. Dieses Buch zeigt Ihnen, wie Sie Pilates in Ihren Alltag integrieren können, sogar auf Geschäftsreisen oder im Urlaub.

## Aufwärmen

Vor jeder körperlichen Anstrengung sollten Sie sich gründlich aufwärmen. Dabei sollten das Herz-Kreislauf- und das Atemsystem gemeinsam trainiert werden. Mit den folgenden Vorschlägen können Sie sich Ihre eigene Aufwärm-Routine zusammenstellen:

- Beginnen Sie damit, umherzugehen und wechseln Sie dabei ständig die Richtung. Ihre Füße sollten geschmeidig bleiben und Ihre Gelenke entspannt. Erhöhen Sie dann das Tempo. Rollen Sie jetzt gleichzeitig Ihre Schultern nach vorne und nach hinten. Kreisen Sie die Handgelenke und bewegen Sie Ihre Finger. Kreisen Sie die Arme in beide Richtungen, erst mit gebeugten, dann mit gestreckten Ellbogen. Drehen Sie nun Ihren Oberkörper mit. Erhöhen Sie noch einmal das Tempo, bis Sie in einen ruhigen Trab fallen. Halten Sie Ihre Füße und Ihre Gelenke locker. Bewegen Sie weiter Ihre Arme im Wechsel. Verlangsamen Sie Ihr Tempo dann, bis Sie wieder gehen.
- Stellen Sie sich aufrecht hin, die Füße stehen leicht auseinander, die Knie sind gerade, aber nicht durchgestreckt. Legen Sie Ihre Finger auf die Schultern und strecken Sie die Ellbogen zur Seite, sodass Ihre Oberarme parallel zum Boden sind. Kreisen Sie mit den Ellbogen vor und zurück und erspüren Sie die Bewegung in Ihren Schultergelenken.
- Lassen Sie die Arme an den Seiten hinunterhängen, die Handflächen zeigen nach hinten. Beim Ausatmen drücken Sie Ihre Arme langsam nach hinten, ohne dabei die Schultern zu bewegen. Diese Bewegung trainiert den breiten Rückenmuskel.
- Verschränken Sie nun die Arme vor der Brust, mit etwas Abstand vom Brustbein. Halten Sie die Hüften völlig ruhig, atmen Sie ein und drehen Sie mit dem Ausatmen den Oberkörper so weit wie möglich nach rechts. Atmen Sie wieder ein, wenn Sie zur Mitte zurückkehren. Wiederholen Sie die Übung auf der anderen Seite.
- Stellen Sie die Füße weiter auseinander. Stützen Sie die

linke Hand mit dem Ellbogen nach außen in die Hüfte und strecken Sie den rechten Arm nach oben. Beim Ausatmen beugen Sie Ihren Oberkörper nach links und halten die Dehnung. Dabei bleiben die Hüften unverändert. Verstärken Sie die Dehnung, indem Sie die Handfläche nach oben drehen. Wiederholen Sie auf der anderen Seite.

→ Stellen Sie die Füße wieder weiter zusammen. Lassen Sie den Kopf auf die Brust sinken. Rollen Sie beim Ausatmen die Wirbelsäule so weit wie möglich nach unten, lassen Sie die Arme dabei locker hängen. Atmen Sie ein und rollen Sie beim Ausatmen langsam in die Ausgangsposition zurück. Wiederholen Sie 10-mal.

→ Dehnen Sie nun sanft die Waden und die Oberschenkelmuskeln. Gehen Sie langsam in die Dehnung und halten Sie sie 10 bis 15 Sekunden, ohne nachzufedern.

→ Wenden Sie sich nun Ihren Händen und Füßen zu. Halten Sie sich irgendwo fest und heben Sie einen Fuß vom Boden. Lassen Sie Ihr Fußgelenk in alle Richtungen kreisen. Bewegen Sie mit den Händen die Zehgelenke, dehnen und massieren Sie sie.

→ Nach jeder Anstrengung ist es wichtig, die Körpertemperatur langsam wieder zu senken. Reduzieren Sie Ihr Tempo Schritt für Schritt und dehnen Sie die großen Muskeln.

### *Aufwärmen zusammengefasst*

1. Gehen Sie umher und lockern Sie sich.
2. Lassen Sie im Stehen die Schultern kreisen.
3. Trainieren Sie den breiten Rückenmuskel.
4. Rumpfdrehung.
5. Rumpfdehnung.
6. Kopf auf die Brust.
7. Dehnen Sie Waden und Oberschenkelmuskeln.
8. Hände und Füße.
9. Abkühlen.

## Ihr Lebensstil

Es ist egal, wie viel Sport Sie treiben oder wie sehr Sie auf Ihre Haltung achten – wenn Sie sich gleichzeitig von Fertigprodukten ernähren, dem Alkohol zu sehr zusprechen, rauchen und nicht genug schlafen, dann wird sich Ihre Gesundheit irgendwann verschlechtern. Mehr Sport allein hilft dann nicht. Sie werden sich ständig müde und angegriffen fühlen, wenig Energie haben und Schwierigkeiten, sich zu konzentrieren. Ihre Arbeit wird darunter leiden und Ihr gesellschaftliches Leben auch. Sie fangen an zu kränkeln, sind ständig erkältet und bekommen vielleicht sogar Depressionen. Höchste Zeit, Ihre Lebensführung einmal gründlich zu überdenken. Wenn Sie jetzt ein paar grundlegende Veränderungen vornehmen, werden Sie sich bald wieder besser fühlen, besser aussehen und mit allen Anforderungen, die täglich an Sie gestellt werden, besser umgehen können.

### Auswahl der Nahrungsmittel

Eine ausgewogene Ernährung ist für eine gute Gesundheit unerlässlich, es lohnt sich also, ein wenig Zeit und Energie darauf zu verwenden, Ihre tägliche Nahrungsaufnahme zu planen. Statt wahllos irgendetwas zu essen, sobald sich der Hunger meldet, sollten Sie lieber für drei regelmäßige, nährstoffreiche Mahlzeiten pro Tag sorgen und auch auf die Snacks dazwischen achten. Viele Menschen greifen zu einem Schokoriegel oder einer Tüte Chips – aus Langeweile oder Stress, aber nicht unbedingt, weil sie wirklich hungrig sind. Doch mit diesen «leeren» Kalorien verderben Sie sich den Appetit auf die nächste richtige Mahlzeit. Natürlich ist es verlockend, sich eine schnelle Zuckerladung zuzuführen und sofort wieder Energie zu haben. Aber nach dem Kick werden Sie sich umso schlapper fühlen. Versuchen Sie zu widerstehen. Wenn Sie zwischendurch etwas essen möchten, wählen Sie Obst wie z. B. eine Banane, eine Hand voll ungesalzener Nüsse oder eine knackige Karotte – und meiden Sie fetthaltige Fertigsnacks.

Wenn Sie abnehmen wollen, denken Sie bitte daran, dass

weniger essen allein in der Regel nicht viel bringt, besonders wenn Sie eine sitzende Tätigkeit ausüben. Sie sollten einen gesunden, genau auf Ihre Bedürfnisse abgestimmten Speisezettel mit mehr Bewegung kombinieren.
Die meisten von uns haben nur sehr vage Vorstellungen von einer guten, ausgewogenen Ernährung. Wir wissen vielleicht, dass wir uns mit rotem Fleisch und fetten Speisen zurückhalten und stattdessen mehr frisches Obst, Gemüse und Ballaststoffe essen sollten, aber davon abgesehen ist es gar nicht so leicht zu beurteilen, ob wir wirklich von allen Nährstoffen genug bekommen. Allgemein ist eher die Qualität entscheidend und nicht die Quantität, aber die individuellen Bedürfnisse variieren sehr stark, je nach Größe, Alter, Körperbau, Stoffwechsel und Bewegung. Als Faustregel gilt, dass Sie Portionen meiden sollten, die größer sind als das, was in Ihre beiden hohlen Hände passen würde. Bevorzugen Sie beim Einkauf Vollwertkost ohne Zusatzstoffe und Produkte aus Bio-Anbau. Und noch etwas: Versuchen Sie, täglich mindestens zwei Liter reines, gefiltertes Wasser zu trinken, damit Ihr Körper nicht austrocknet. Besonders auf Flugreisen sollten Sie auf eine ausreichende Flüssigkeitszufuhr achten. Reduzieren Sie Kaffee, Tee und andere koffeinhaltige Getränke wie z. B. Cola, da diese einen dehydrierenden Effekt haben.
Streben Sie eine Ernährung an, die aus einer ausgewogenen Mischung von sauren und alkalischen Lebensmitteln besteht. Zu den säurebildenden Lebensmitteln zählen Fleisch, Eier, Fisch, Wild sowie Stärke- und Mehlprodukte. Zu den alkalischen Lebensmitteln gehören alle Früchte, außerdem grünes Gemüse und Wurzelgemüse. Eine Richtlinie ist das Verhältnis von eins zu vier (ein Teil sauer zu vier Teilen alkalisch). Mit einer Portion Käse, Fisch, Fleisch oder Brot sollten Sie also vier Teile Obst, grünes Gemüse oder Wurzelgemüse zu sich nehmen.
Gut ist es, jeden Tag fünf Portionen frisches Obst und Gemüse und bis zu vier Scheiben Vollkornbrot zu essen. Wenn Sie Fleisch mögen, wählen Sie ein- oder zweimal pro Woche Fisch, ein- oder zweimal Geflügel und nur einmal rotes Fleisch. Seien Sie sparsam mit Käse und essen Sie nur gelegentlich Teigwaren. Beschränken Sie sich auf ein oder zwei Gläser Wein zum Abendessen und lassen Sie es möglichst nicht zur Gewohnheit werden, jeden Abend Alkohol zu trinken.

Versuchen Sie außerdem, Ihre Aufnahme von raffiniertem Zucker – oft versteckt in fettreduzierten Fertigprodukten, Fertigmahlzeiten, Süßigkeiten und Gebäck – und von einfachen Kohlenhydraten (Weißbrot, Pasta, weißer Reis etc.) im Auge zu behalten. Sie können den Blutzucker durcheinander bringen und zu Stimmungsschwankungen, Energietiefs, Hyperaktivität und Gewichtszunahme führen. Wählen Sie stattdessen komplexe Kohlenhydrate, die den Zucker langsamer ins Blut abgeben, wie Vollkornprodukte, Bohnen, Linsen und Gemüse.

## Nahrungsmittelgruppen

### Kohlenhydrate und Ballaststoffe

In Getreide, Obst, Hülsenfrüchten, Nüssen, Gemüse und Milch. Stärkereiche Lebensmittel wie Vollkornprodukte, Wurzelgemüse, Hülsenfrüchte und Bananen sollten die Hälfte Ihrer Kalorienzufuhr ausmachen.

### Fette

Fette bestehen aus gesättigten, mehrfach ungesättigten und einfach ungesättigten Fettsäuren. Wenn Sie möglichst viele unterschiedliche Lebensmittel essen, bekommen Sie von allem etwas. Machen Sie sich aber bewusst, dass tierische Fette und Margarine mehr gesättigte Fettsäuren enthalten als pflanzliche Fette.

### Proteine

In allen Obst- und Gemüsesorten, besonders in Erbsen, Bohnen, Linsen, Getreide, Nüssen, Samen,

## *Allgemeine Tipps*

- Versuchen Sie, viele Ballaststoffe zu sich zu nehmen – in Form von Hülsenfrüchten, Vollkornprodukten, Obst und Gemüse.
- Essen Sie große Mengen frisches Obst und Gemüse, besonders grünes Blattgemüse, um Ihren täglichen Bedarf an Vitaminen, Mineralien, essenziellen Fettsäuren und Ballaststoffen zu decken. Garen Sie Gemüse schonend oder essen Sie es roh.
- Reduzieren Sie Ihre Fettaufnahme. Essen Sie viel Fisch, Innereien, Wild, Geflügel, Vollkornprodukte, Hülsenfrüchte, Nüsse und Samen. Versuchen Sie, rotes Fleisch und Käse einzuschränken.
- Meiden Sie Kuchen, Süßigkeiten, Schokolade, Süßspeisen, Eiscreme, Marmelade, Obst-

konserven, Soft Drinks, Zucker in Tee und Kaffee, und Milch-Shakes.
- Zeigen Sie Fertigprodukten die kalte Schulter, um gesättigte Fette, versteckten Zucker, stark ausgemahlenes Getreide und Zusatzstoffe (Farbstoffe, Konservierungsstoffe etc.) zu vermeiden.
- Trinken Sie nur mäßig Alkohol.
- Wenn Sie abnehmen möchten, sorgen Sie verstärkt für Bewegung und ernähren Sie sich ausgewogen. Essen Sie nicht mehr, als Sie brauchen, um das für Ihre Größe, Ihr Alter und Ihren Körperbau richtige Gewicht zu halten.

Sprossen und Kartoffeln. Tierische Proteine sind in Milch, Käse, Fleisch, Eier und Fisch enthalten.

### Mineralien

Eine vielseitige Ernährung liefert Ihnen alle notwendigen Mineralien.

### Vitamine

Vorhanden in einer Vielzahl von Lebensmitteln.

## Schlaf

Wir alle brauchen ruhigen, ungestörten Schlaf – und zwar eine ganze Menge davon (normalerweise etwa sieben bis acht Stunden). Trotzdem hört man immer wieder von Menschen, die behaupten, mit viel weniger auszukommen als alle anderen. Doch Schlaf ist absolut notwendig, um im Leben gut zu funktionieren, und schon eine schlechte oder zu kurze Nacht beeinträchtigt unsere Fähigkeiten. Chronischer Schlafmangel lässt Kinder nicht mehr wachsen, schwächt unser Immunsystem und kann unsere Konzentrations- und Entscheidungsfähigkeit negativ beeinflussen.

Unsere Fähigkeit, ausreichend und gut zu schlafen, hängt von vielen Faktoren ab. Sie reichen von kleineren Sorgen bei der Arbeit oder in der Beziehung, finanziellen und gesundheitlichen Problemen bis hin zu anhaltenden Ängsten und Depression. Wenn Sie Einschlafschwierigkeiten haben, versuchen Sie erst einmal Ihre Sorgen zu reduzieren und nehmen Sie dann Ihren Lebensstil unter die Lupe.

## Schlaftipps

- Haben Sie genug Bewegung? Machen Sie es sich zum Ziel, jeden Tag etwa 15 Minuten schnell und zügig spazieren zu gehen.
- Trinken Sie zu viel Koffein? Greifen Sie stattdessen zu Kornkaffee und Kräutertees.
- Versuchen Sie, nach 20:00 Uhr keine schweren Mahlzeiten mehr zu sich zu nehmen.
- Schlafen Sie auf der richtigen Matratze? Sie sollte fest sein, aber die natürliche S-Kurve der Wirbelsäule zulassen.
- Ist Ihnen zu heiß? Achten Sie darauf, dass Ihre Bettdecke warm, aber leicht ist.
- Träufeln Sie mal etwas Lavendel- oder Kamillenöl auf Ihr Kopfkissen.
- Bekommen Sie in Ihrem Schlafzimmer genügend frische Luft? Lassen Sie ein kleines Fenster geöffnet, aber passen Sie auf, dass es nicht zieht.
- Scheint künstliches Licht in Ihr Schlafzimmer? Beschaffen Sie sich dicke Gardinen oder Jalousien, um den Raum so gut wie möglich zu verdunkeln.

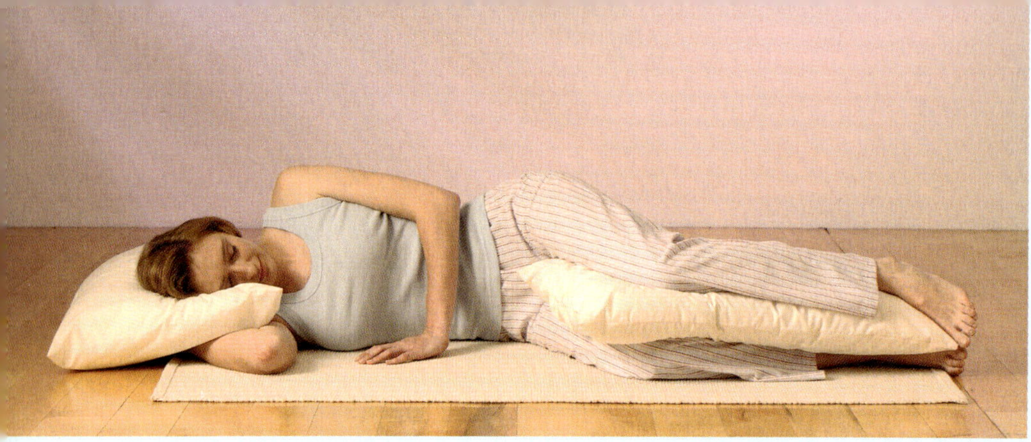

# Kapitel 2

## Start in den Tag mit Pilates

*Wie Sie Ihren Tag beginnen, ist von entscheidender Bedeutung. Haben Sie schon öfter gedacht: «Ich muss heute mit dem falschen Fuß zuerst aufgestanden sein»? Ein verpatzter Morgen kann Sie aus dem Gleichgewicht bringen und so eine Kettenreaktion auslösen, die dann zu einem klassischen «schlechten Tag» führt. Pilates-Übungen verschaffen Ihnen den bestmöglichen Start – damit Sie Ihr Potenzial voll ausschöpfen können.*

Bevor Sie auch nur einen Fuß aus dem Bett setzen, tut es gut, ein paar Übungen für die Beweglichkeit zu machen, um richtig in Gang zu kommen. Im Folgenden finden Sie ein komplettes Pilates-Morgenprogramm, das nach dem Aufstehen alle Körperpartien dehnt und streckt, die über Nacht inaktiv waren. Im Badezimmer-Teil finden Sie Pilates-Übungen, die Sie leicht in Ihre Morgentoilette einbinden können, sowie Tipps für die richtige Haltung beim Zähneputzen, Haarewaschen und -bürsten.

Besonders morgens fällt es vielen von uns schwer, auf einem Bein zu balancieren, um Socken, Strümpfe oder eine Hose anzuziehen. Dazu stellen wir Ihnen ein paar einfache Pilates-Übungen vor, die Ihr Gleichgewicht und Ihre Beweglichkeit mit der Zeit verbessern und es auch leichter machen, Kleidungsverschlüsse am Rücken zu erreichen.

Am Frühstückstisch und in der Küche können Sie unkomplizierte Pilates-Übungen machen, um zu entspannen und sich mental auf den Tag einzustellen, der vor Ihnen liegt. Weiterhin zeigen wir Ihnen Möglichkeiten, wie Sie die wesentlichen Aufgaben des Tages meistern, ohne Ihrer Haltung zu schaden.

Viele Menschen müssen einen frühen Zug erwischen oder sich morgens um ihre Kinder kümmern, sodass Übungen zu dieser Tageszeit nicht unbedingt zu ihren Prioritäten gehören. Wenn das auch auf Sie zutrifft, dann finden Sie vielleicht am Morgen nicht die Muße für ein Pilates-Training. Das macht nichts. Suchen Sie sich später einen ruhigen Moment, wenn Sie weniger in Eile sind und ein paar Minuten für sich haben.

## Im Schlafzimmer

Gehen Sie den Tag ruhig an und machen Sie sich nach dem Aufwachen die Bewegungen aller Körperpartien bewusst, die beteiligt sein werden, wenn Sie gleich aus dem Bett steigen. Vielleicht wäre es gut, den Wecker in Zukunft etwas früher zu stellen, damit Sie genug Zeit für ein paar Pilates-Übungen in entspannter Stimmung haben. Die meisten Menschen springen nach dem Weckerklingeln viel zu schnell aus dem Bett. Diese heftige Reaktion ist schlecht für Körper und Seele und führt folglich zu einem ungünstigen Tagesbeginn.

Starten Sie langsamer in den Tag und nehmen Sie sich Zeit für ein paar sanfte Übungen im Bett, die Ihnen helfen, sich und Ihren Körper auf den kommenden Tag einzustimmen. Hetzen Sie nicht. Gönnen Sie sich danach ein paar angenehme Bodenübungen, gefolgt von einigen weiteren, die Sie mit Ihrer täglichen Morgentoilette im Badezimmer verbinden können. Wählen Sie dann ohne Stress Ihre Kleidung aus und machen Sie sich in Ruhe fertig. Versuchen Sie, jeden einzelnen Schritt Ihrer Tagesvorbereitungen zu genießen.

### *Allgemeine Tipps*

- Beim Kauf einer Matratze wählen Sie eine, die weder zu hart noch zu weich ist, sondern fest und stützend. Sie sollte etwas nachgeben, aber nicht so weit, dass Ihr Becken abknickt.
- Ihre Kissen sollten möglichst mit Federn gefüllt und eher flach sein, damit Sie nicht mit erhöhtem Kopf schlafen.

### *Die Embryo-Haltung*

Wenn Sie Rückenprobleme haben oder auch nur einen «empfindlichen» Rücken, dann schlafen Sie in der bequemen Embryo-Haltung (siehe Abb. S. 40). Legen Sie ein Kissen zwischen Ihre Oberschenkel und ein weiteres unter Ihren Kopf.

### KNIE ZUR BRUST ZIEHEN

(01 – 03)

Machen Sie diese Übung vor dem Aufstehen, um festsitzende Spannungen in Rücken und Nacken zu lösen. Vielleicht ist Ihnen gar nicht bewusst, dass Sie verspannt sind, aber Sie werden bemerken, dass Ihre Haltung sich verbessert, wenn Sie erst einmal Rücken und Nacken gelöst haben. Sie werden fühlen, wie sich die unteren Wirbel bei dieser Übung öffnen.

(01) Legen Sie sich auf den Rücken und beugen Sie die Knie, sodass sie auf einer Linie mit Ihren Hüften und leicht auseinander sind. Ziehen Sie den Bauch ein und halten Sie diese Muskeln bis zum Ende der Übung angespannt. Legen Sie die Hände unter die Knie.

(02) Atmen Sie ein und ziehen Sie beim Ausatmen Ihr rechtes Knie sanft zur Brust. Halten Sie die Arme vom Körper weg. Atmen Sie wieder ein und ziehen Sie beim Ausatmen das linke Knie zur Brust.

(03) Atmen Sie ein und ziehen Sie beim Ausatmen beide Knie zur Brust. Lassen Sie wieder los. Wiederholen Sie die ganze Folge 10-mal.

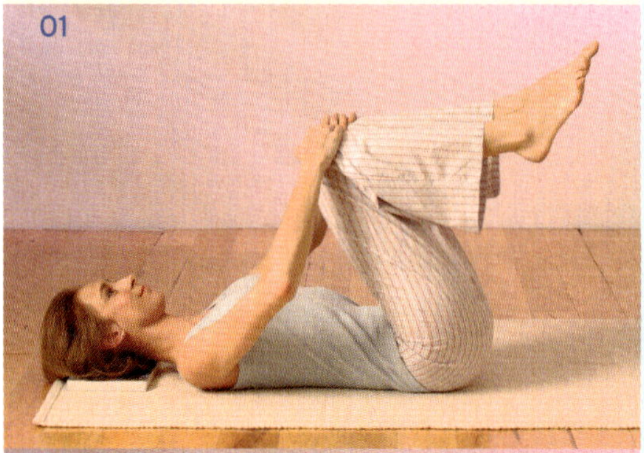


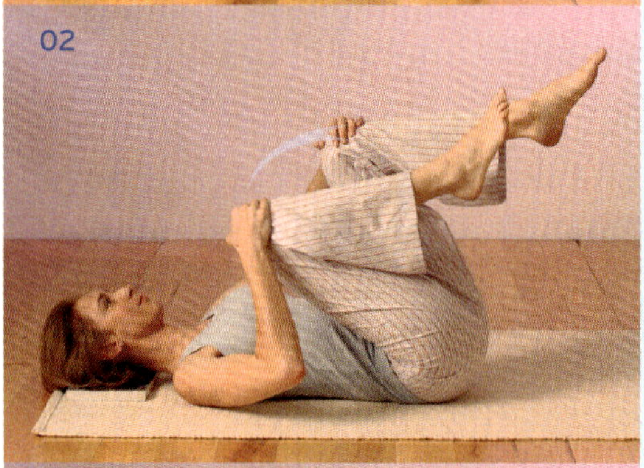


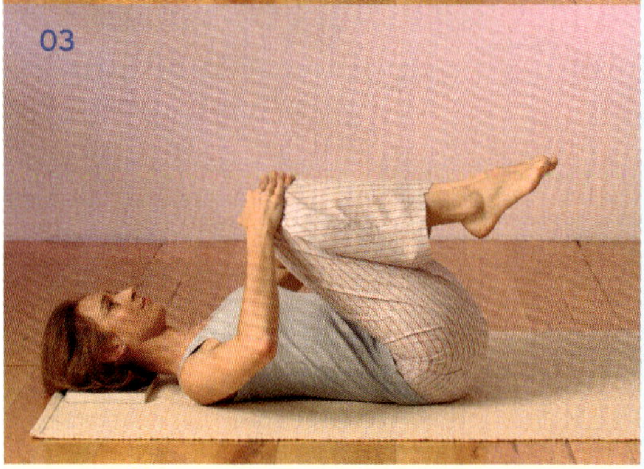

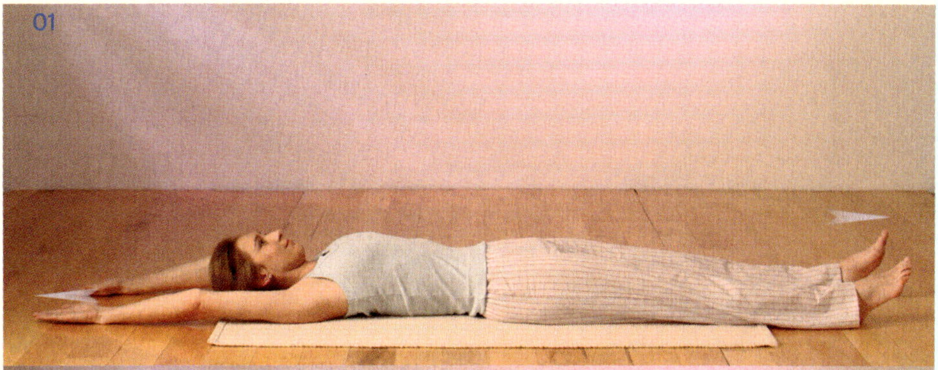


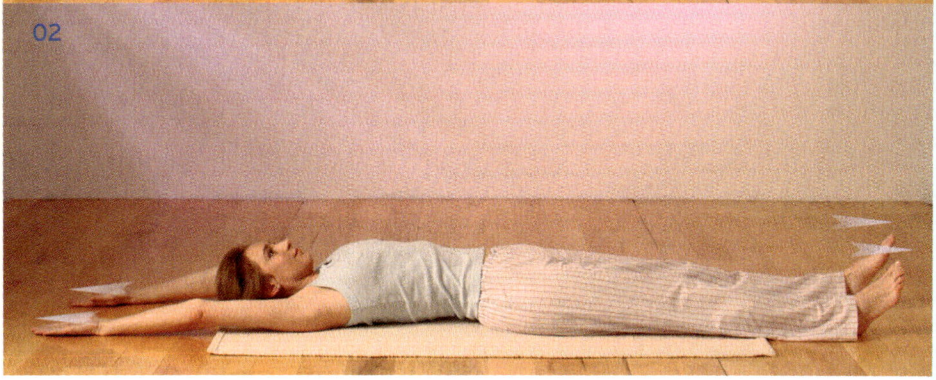


**STRECKEN DER ARME UND BEINE** (01 – 02)
Mit dieser belebenden Übung strecken Sie Ihren Körper in voller Länge. Sie tut besonders gut, wenn Sie die ganze Nacht in eingerollter Haltung geschlafen haben. Sie können die Übung im Bett oder auf dem Fußboden ausführen.

(01) Legen Sie sich auf den Rücken, strecken Sie Arme und Beine lang aus und atmen Sie ein. Strecken Sie beim Ausatmen den rechten Arm so weit wie möglich über den Kopf, gleichzeitig strecken Sie das linke Bein so lang wie möglich aus. Machen Sie dann dasselbe mit dem linken Arm und dem rechten Bein. Wechseln Sie 8-mal ab.

(02) Atmen Sie wieder ein und strecken Sie dann beim Ausatmen beide Arme und Beine gleichzeitig.

**PILATES-SCHLAFZIMMER-PROGRAMM** (01-12)
Probieren Sie diese einfache Übungsfolge am Boden aus.

**LÖSEN DES OBEREN RÜCKENS** (01-03)
Zum Entspannen der Schultern und zur Mobilisierung der Brustwirbelsäule.

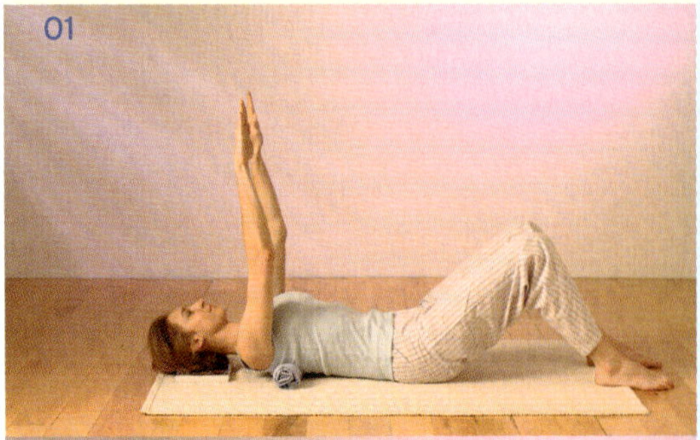


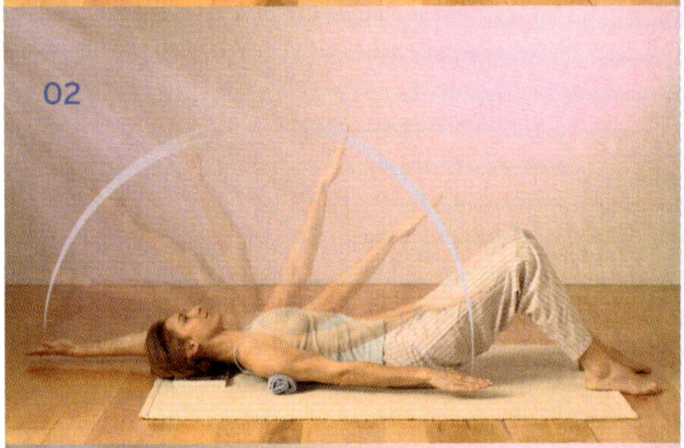


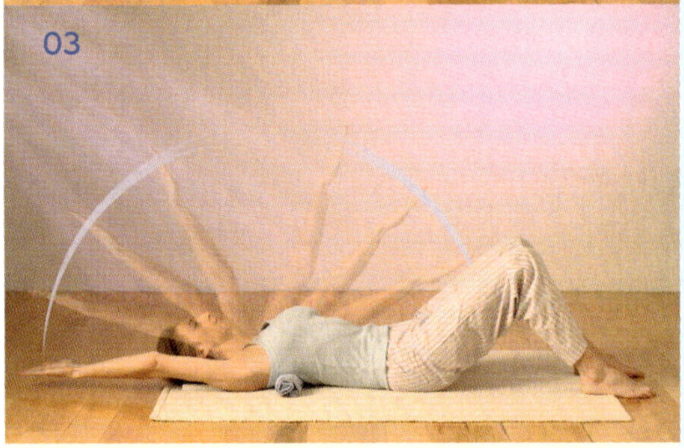


(01) Legen Sie sich mit angewinkelten Knien auf den Rücken, die Füße flach am Boden. Legen Sie ein kleines zusammengerolltes Handtuch unter Ihre Schulterblätter und, wenn es Ihnen bequem ist, ein nicht zu dickes Buch unter den Kopf. Strecken Sie Ihre Arme langsam nach oben, die Finger sind lang und die Handflächen zeigen nach vorne.

(02) Atmen Sie ein, ziehen Sie beim Ausatmen den Bauch ein und führen Sie den linken Arm neben dem Ohr nach hinten. Führen Sie gleichzeitig Ihren rechten Arm nach vorne neben Ihre Körperseite, die Finger zeigen zu den Zehen.

(03) Beim nächsten Einatmen führen Sie Ihre Arme in die Ausgangsposition zurück. Beim Ausatmen führen Sie Ihren rechten Arm nach hinten und den linken nach vorne. Bewegen Sie so die Arme im Wechsel, insgesamt etwa 10-mal.

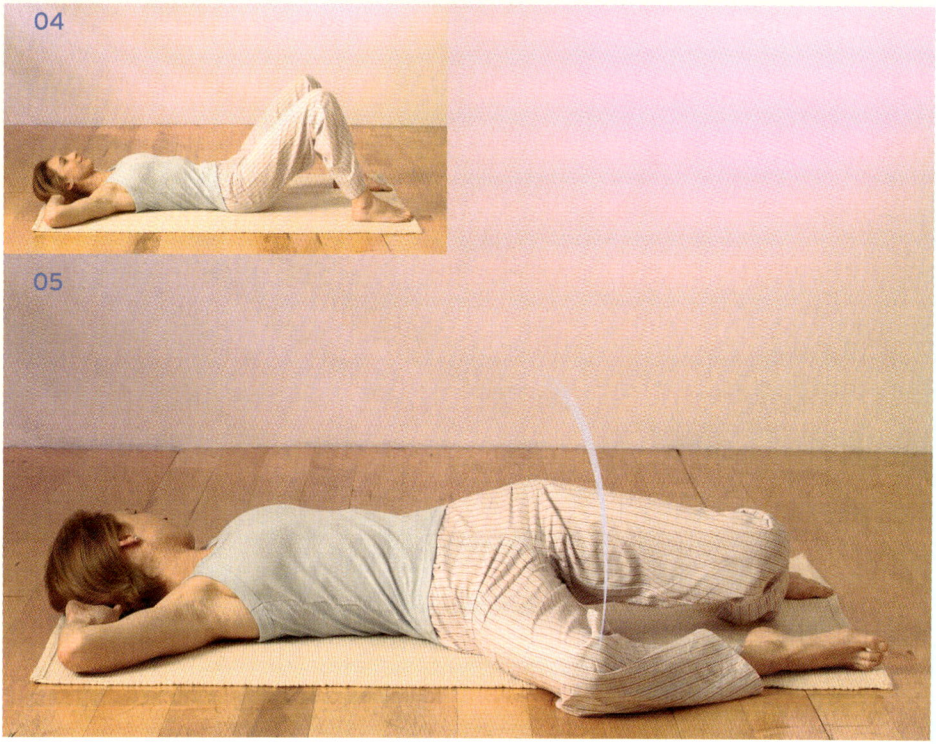


**HÜFTROLLEN** (04 - 05)
Mit dieser Übung dehnen Sie Taille und Oberschenkel und trainieren die Hüften und den unteren Rücken. Seien Sie aber bitte sehr vorsichtig, wenn Sie Probleme im unteren Rücken haben.

(04) Sie liegen immer noch auf dem Rücken, die Knie sind angewinkelt und die Füße flach am Boden. Legen Sie die Arme unter den Kopf. Ihre Knie sollten während der gesamten Übung schulterbreit auseinander sein.

(05) Atmen Sie tief ein. Beim Ausatmen bewegen Sie Ihre Knie zur rechten Seite in Richtung Fußboden. Dabei wird sich Ihre linke Gesäßhälfte leicht vom Boden heben. Gleichzeitig drehen Sie Ihren Kopf zur linken Seite. Atmen Sie ein und führen Sie beim Ausatmen Knie und Kopf zur Mitte zurück. Wiederholen Sie die Bewegung nun auf der anderen Seite. Wechseln Sie insgesamt 10-mal.

### GESÄSS ANSPANNEN

(06 – 07)

Diese Übung kräftigt die Gesäßmuskeln, streckt die Lendenwirbelsäule und aktiviert die Bauchmuskeln; sie ist daher gut für Ihre Haltung.

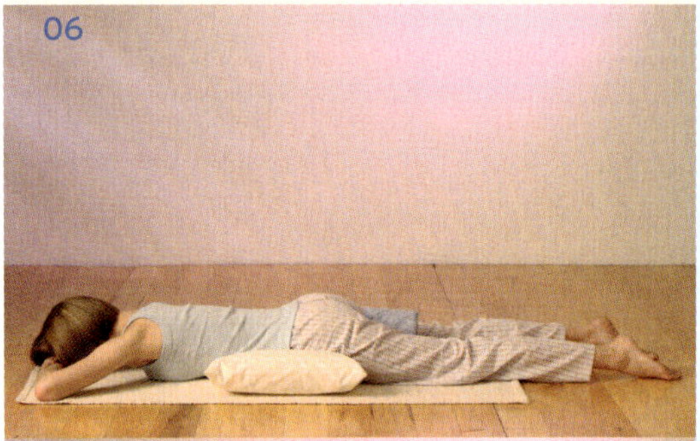
06

(06) Legen Sie sich auf den Bauch und klemmen Sie ein kleines Kissen zwischen die Oberschenkel. Unterstützen Sie Ihren Bauch mit einem weiteren Kissen und legen Sie Ihren Kopf auf den Händen oder zur Seite ab.

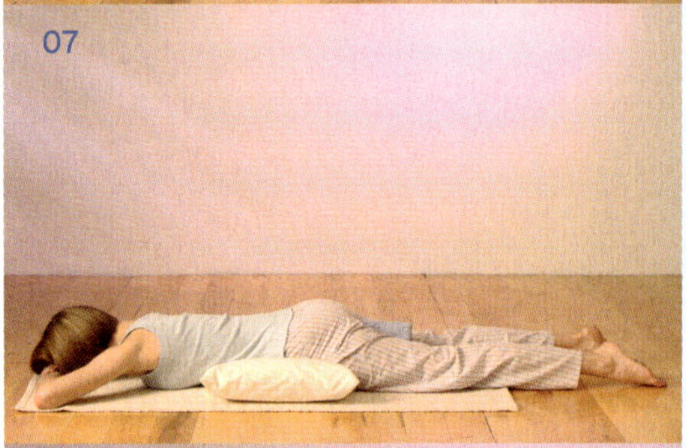
07

(07) Atmen Sie tief ein. Konzentrieren Sie sich beim Ausatmen auf das Kissen zwischen Ihren Oberschenkeln und spannen Sie die Gesäßmuskeln an, als ob Sie Ihre Gesäßknochen zusammenziehen wollten. Versuchen Sie, dabei nicht die Beine zu bewegen, sonst werden Ihre Gesäß- und Beinmuskeln überbeansprucht.

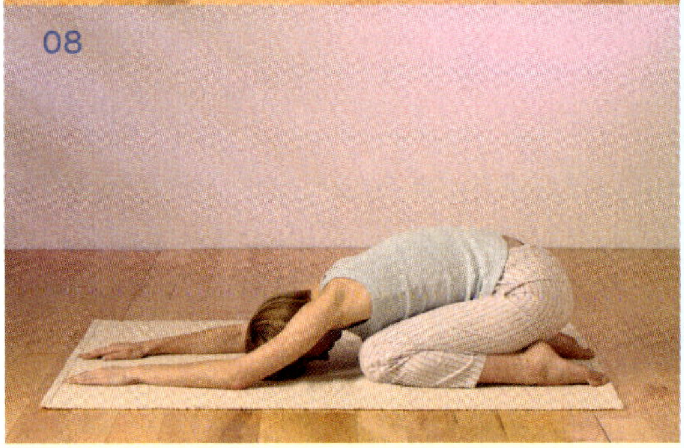
08

### RUHE-POSITION

Gönnen Sie sich einen Moment vollkommener Entspannung. In dieser Position können sich Stress und Spannung optimal lösen.

(08) Erheben Sie sich aus der Bauchlage (entfernen Sie die Kissen), indem Sie sich mit dem Po auf die Fersen setzen, die Arme sind nach vorne abgelegt. Dabei fühlen Sie eine Streckung in der ganzen Länge Ihres Rückens. Bleiben Sie ein paar Minuten in dieser Haltung.

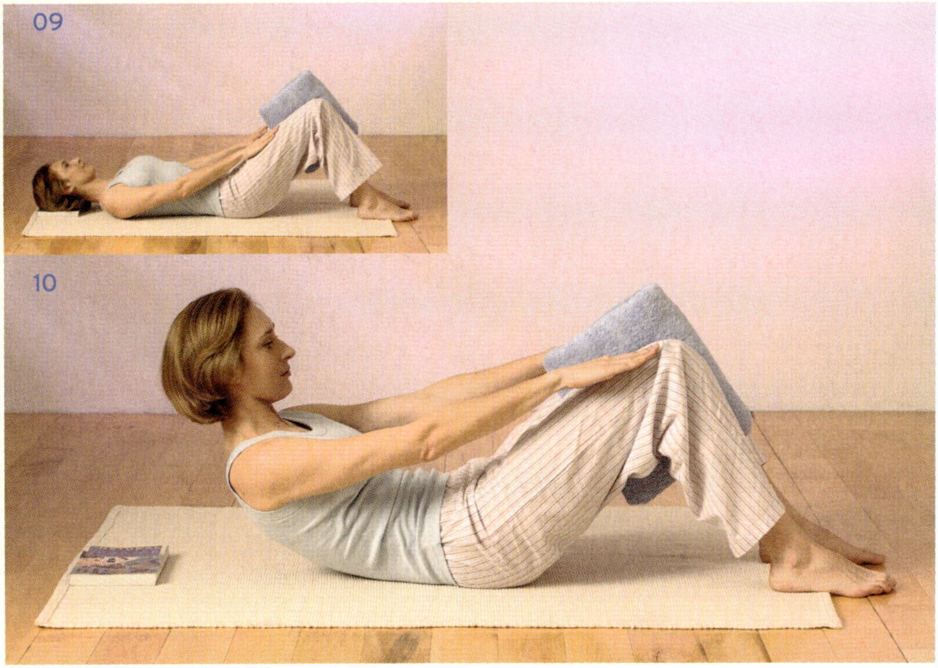

09

10

**SIT-UPS** (09–10)

Diese Übung zur Kräftigung der Bauchmuskeln können Sie im Bett oder auf dem Fußboden machen.

(09) Legen Sie sich mit aufgestellten Beinen auf den Rücken und unterstützen Sie Ihren Kopf mit einem zusammengefalteten Handtuch oder einem Buch. Klemmen Sie ein kleines Handtuch zwischen Ihre Knie und legen Sie Ihre Hände auf die Oberschenkel, um das Becken zu stabilisieren.

(10) Atmen Sie ein und ziehen Sie beim Ausatmen den Bauch ein. Pressen Sie dabei sanft die Oberschenkelinnenseiten zusammen und achten Sie darauf, dass Ihr Steißbein am Boden bleibt. Wandern Sie mit den Fingern an den Oberschenkeln entlang nach oben und lassen Sie dabei Kopf und Schultern vom Boden hoch rollen. Atmen Sie ein, ziehen Sie beim Ausatmen den Bauch ein und rollen Sie wieder nach unten, wobei Ihre Finger sich wieder an den Beinen entlang bewegen. Atmen Sie tief ein und entspannen Sie. Wiederholen Sie diese Folge 10-mal.

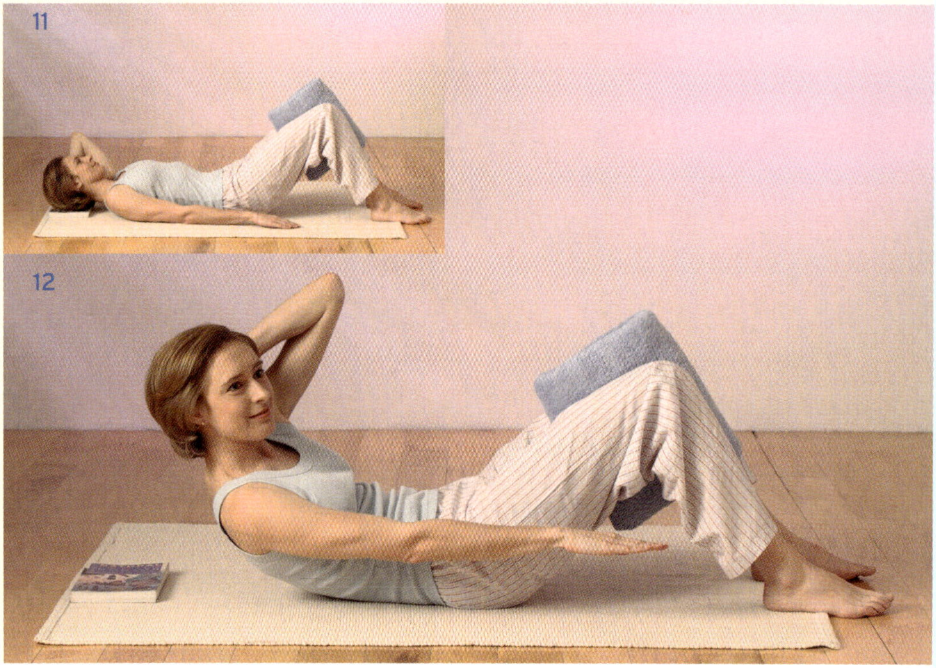


**SCHRÄGE SIT-UPS** (11–12)
Diese Übung trainiert die schrägen Bauchmuskeln.

(11) Legen Sie sich wieder genauso auf den Rücken, diesmal aber ist Ihre linke Hand hinter dem Kopf und Ihr rechter Arm an der Seite ausgestreckt. Atmen Sie ein und ziehen Sie beim Ausatmen den Bauch ein.

(12) Stützen Sie den Kopf mit der linken Hand und ziehen Sie den linken Ellbogen schräg über den Körper zum rechten Knie. Richten Sie Ihren Blick ebenfalls nach rechts. Strecken Sie Ihre rechte Hand in Richtung der Füße. Atmen Sie wieder ein, und kehren Sie beim Ausatmen vorsichtig in die Ausgangsposition zurück. Wiederholen Sie 10-mal auf jeder Seite.

# In Badezimmer und Küche

Nutzen Sie die Momente, die Sie in Bad und Küche verbringen, um Ihre Haltung zu verbessern und um zu lernen, wie Sie tägliche Aufgaben ausführen können, ohne Ihren Körper unnötig zu belasten.

## Allgemeine Tipps

- Hetzen Sie sich nicht bei Ihrer Morgentoilette. Führen Sie jede Aufgabe mit Bedacht aus. Konzentrieren Sie sich auf das, was Sie gerade tun, und denken Sie nicht an Dinge, die Sie später tun werden.
- Arbeiten Sie an Ihrer Haltung, um den Tag, der vor Ihnen liegt, zuversichtlicher anzugehen.
- Nehmen Sie sich Zeit für ein richtiges Frühstück.

**AM WASCHBECKEN** (01-02)
Eine Katzenbuckel-Übung im Stehen.

(01) Legen Sie Ihre Hände auf die Seiten des Waschbeckens und stellen Sie die Füße parallel. Beugen Sie beim Einatmen leicht den Kopf und wölben Sie beim Ausatmen sanft Ihren Rücken.

(02) Atmen Sie ein. Strecken Sie beim Ausatmen Ihre Wirbelsäule und ziehen Sie die Schultern nach unten. Machen Sie ein leichtes Hohlkreuz und richten Sie Ihren Kopf auf. Atmen Sie ein und entspannen Sie Ihren Rücken. Atmen Sie aus und strecken Sie Ihre Wirbelsäule wieder. Wiederholen Sie 8- bis 10-mal.

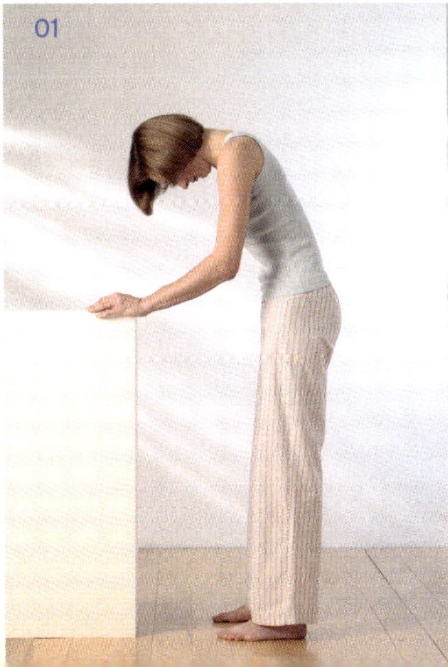
01

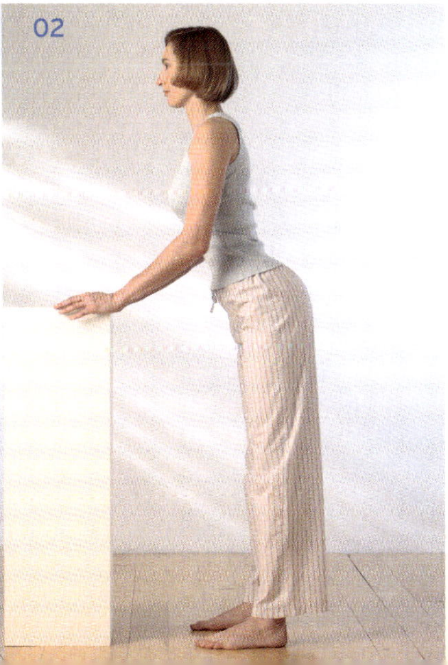
02

**LÖSEN DES OBERKÖRPERS** (03 - 04)

Diese Übung trainiert die Haltung des Oberkörpers. Die Schultern sind locker und entspannt.

(03) Halten Sie die Oberarme eng am Körper und beugen Sie die Ellbogen im 90-Grad-Winkel.

(04) Atmen Sie ein, beim Ausatmen beschreiben Sie mit den Unterarmen einen Halbkreis zu den Seiten. Achten Sie darauf, dass die Oberarme eng am Körper bleiben. Kehren Sie beim nächsten Einatmen wieder in die Ausgangsposition zurück. Wiederholen Sie 10-mal.

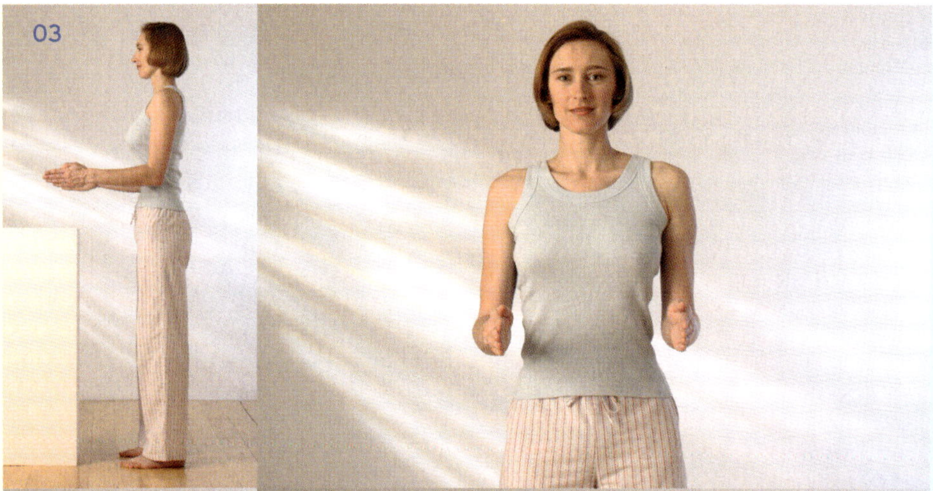


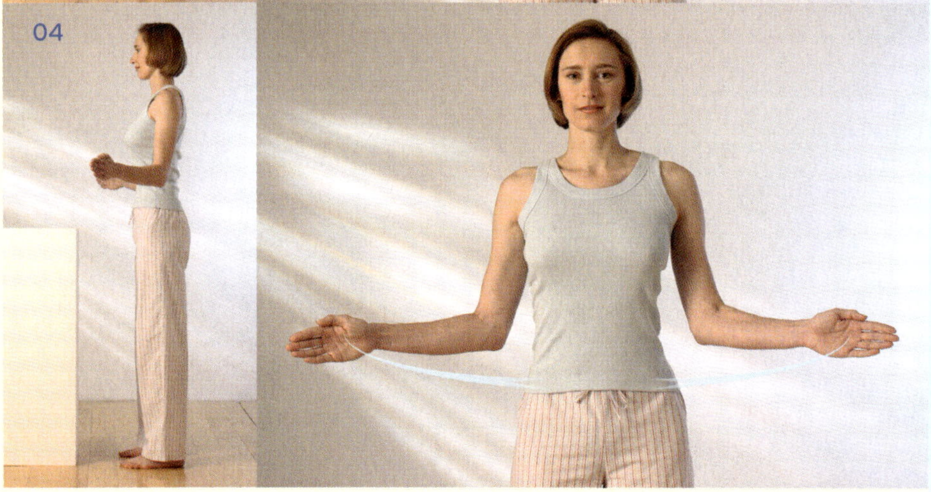

**ZÄHNE PUTZEN**

(01) Falsche Haltung. Beugen Sie sich nicht, wie hier gezeigt, mit hochgezogenen Schultern vor.

(02) Halten Sie den Rücken gerade und stellen Sie einen Fuß etwas vor den anderen. Lehnen Sie sich aus der Taille vor.

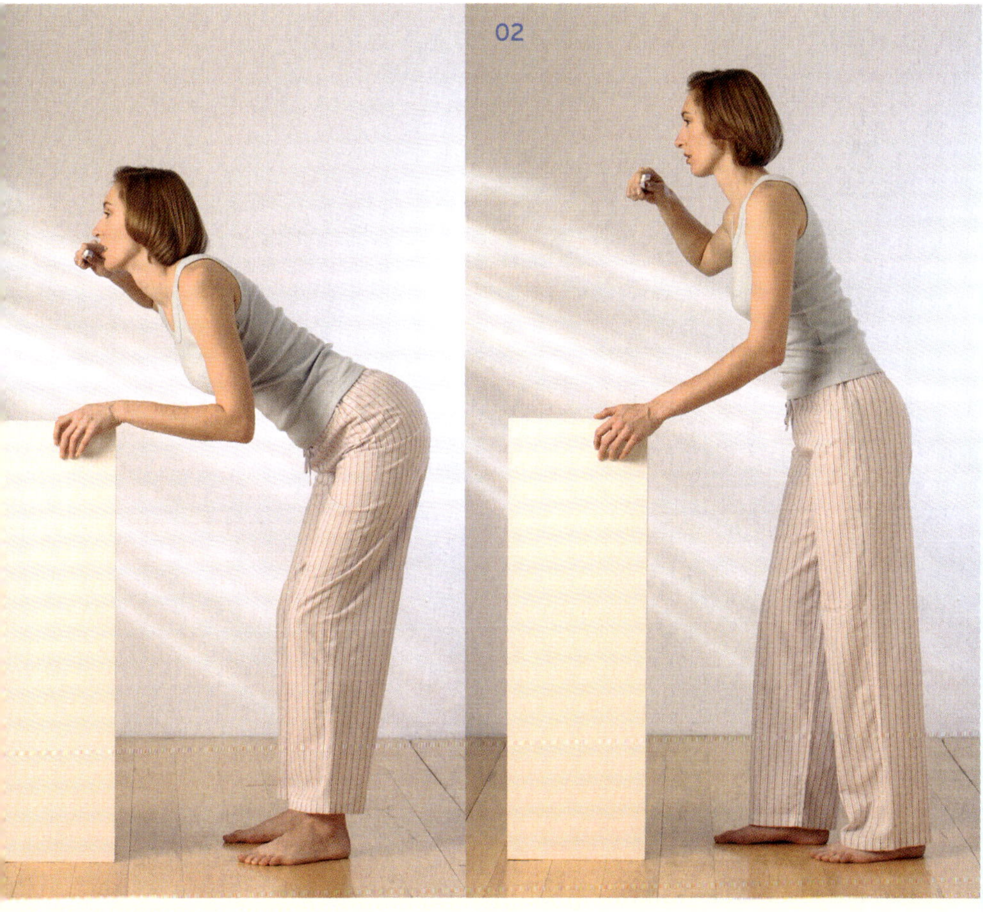

**HAARE WASCHEN**

Wenn Sie einen empfindlichen Rücken haben und sich nicht über ein Waschbecken beugen können, waschen Sie Ihr Haar im Stehen unter der Dusche, oder knien Sie sich vor die Badewanne und benutzen Sie die Brause. Legen Sie ein Handtuch in Reichweite.

(03) Wenn Ihr Rücken kräftig genug ist, um die Haare am Waschbecken zu waschen, halten Sie die Knie leicht gebeugt, wenn Sie Ihren Oberkörper vorbeugen. Ziehen Sie den Bauch ein. Shampoonieren und spülen Sie Ihr Haar gründlich. Drücken Sie es mit der Hand aus. Greifen Sie nach dem Handtuch und wickeln Sie es um Ihren Kopf, während Sie noch vornübergebeugt sind. Halten Sie auch beim Aufrichten die Knie noch gebeugt und strecken Sie sie erst, wenn Ihr Rücken wieder gerade ist. Wenn Sie eine Hand frei haben und mehr Stabilität brauchen, stützen Sie sich an einer Seite des Waschbeckens ab.

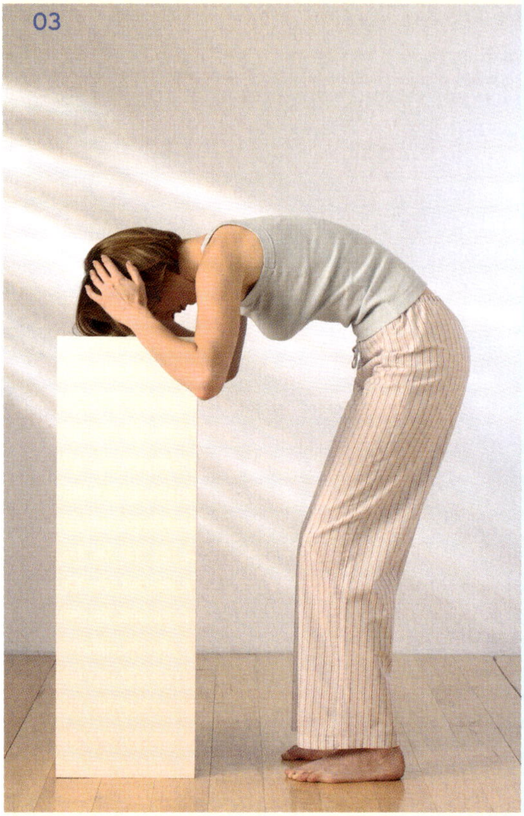
03

### HAARE BÜRSTEN

(04) Halten Sie Rücken und Knie gerade und spannen Sie die Bauchmuskeln an. Werfen Sie nicht den Kopf zurück und ziehen Sie nicht die Schultern hoch, um dem Zug durch die Bürste entgegenzuwirken.

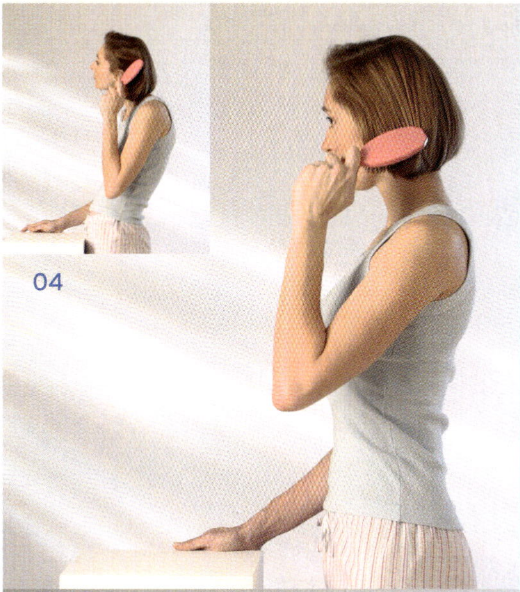

04

### ÜBUNG FÜR DIE BALANCE

(05)

Wenn Sie Probleme haben, beim Anziehen der Socken auf einem Bein zu stehen, versuchen Sie diese einfache Übung.

(05) Atmen Sie ein und verlagern Sie beim Ausatmen Ihr Gewicht auf die Fußmitte einer Seite. Heben Sie das andere Knie und legen Sie dabei die Hand auf den Oberschenkel. Fühlen Sie die Dehnung im Bein. Wechseln Sie dann die Seite.

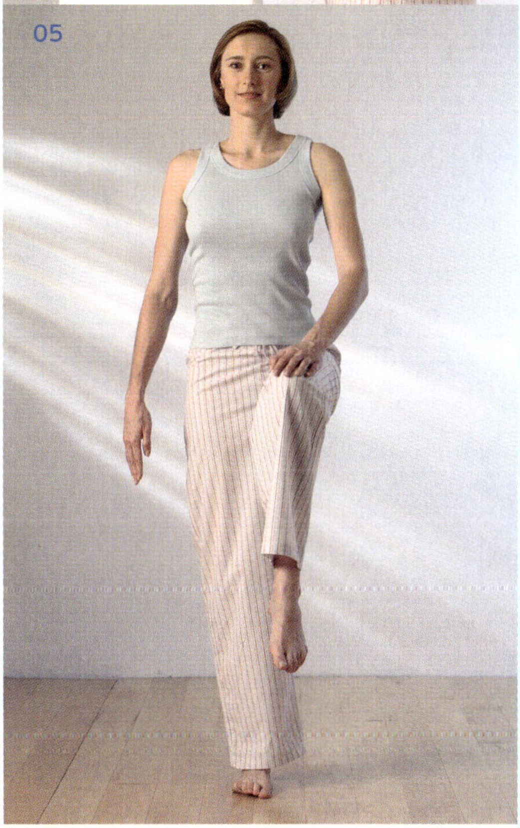

05

**KOSAK IM STEHEN** (01-02)
Diese Übung lockert den Rücken und verbessert Ihre allgemeine Beweglichkeit.

(01) Stellen Sie die Füße parallel und leicht auseinander. Verschränken Sie die Unterarme vor sich und halten Sie sie dabei etwas vom Körper entfernt.

(02) Atmen Sie ein und drehen Sie beim Ausatmen den Oberkörper nach links. Atmen Sie wieder ein und kehren Sie beim Ausatmen zur Mitte zurück. Wiederholen Sie auf der rechten Seite.

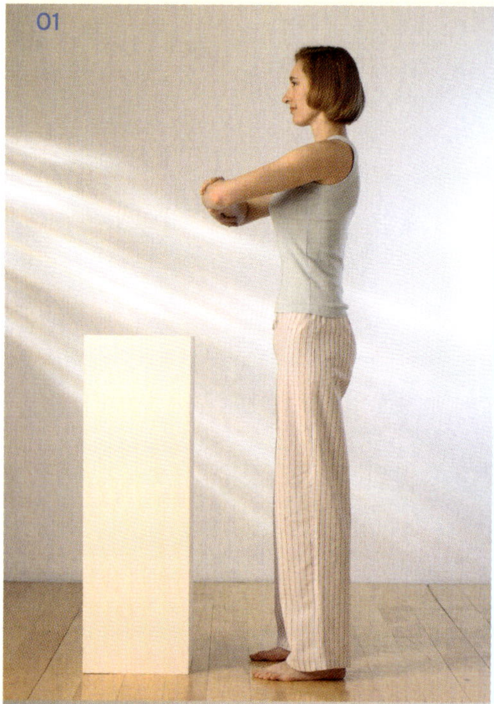


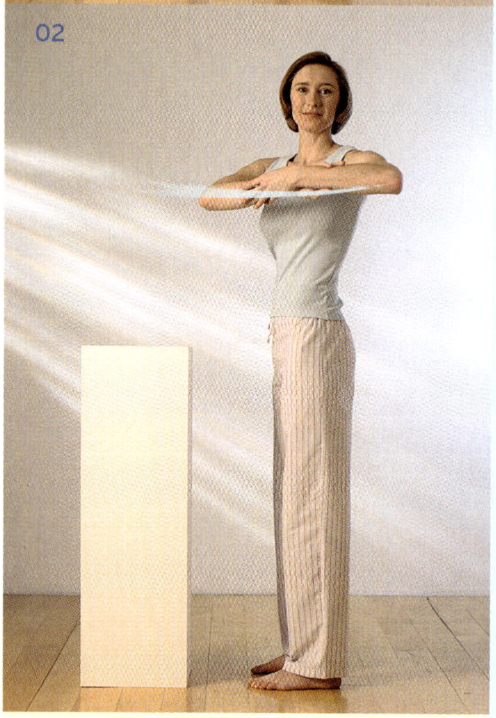

**ARMKREISEN**

So lockern Sie die Schulter und verbessern die Beweglichkeit im Gelenk. Die Übung eignet sich ausgezeichnet, wenn Sie unter einer eingeschränkten Mobilität des Schultergelenks leiden.

(01) Stehen Sie seitlich zum Waschbecken und halten Sie sich mit einer Hand daran fest. Stellen Sie die Füße auseinander und den einen etwas vor den anderen. Das vordere Bein ist leicht gebeugt. Lehnen Sie sich mit lockerem Rücken (Bauchmuskeln eingezogen) nach vorne und lassen Sie einen Arm frei nach unten hängen. Erspüren Sie das Gewicht Ihres Armes. Atmen Sie ein und machen Sie beim Ausatmen kreisende Bewegungen mit der Hand. Wiederholen Sie mit der anderen Hand.

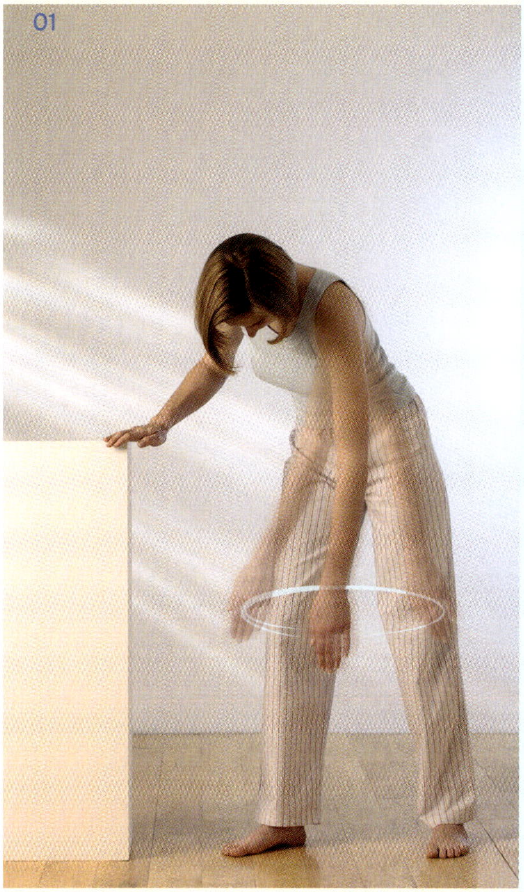

### *Zur Erinnerung*

- Halten Sie während der gesamten Übung den Bauch eingezogen.
- Bereiten Sie sich beim Einatmen auf die Bewegung vor.
- Beim Ausatmen führen Sie die Bewegung durch.

**DEHNUNG MIT HANDTUCH**
(01 – 02)
Diese Übung lockert die Schultern, sodass Sie Kleiderverschlüsse am Rücken leichter erreichen.

(01) Greifen Sie ein Handtuch an beiden Enden und halten Sie es hinter dem Rücken. Atmen Sie ein. Beim Ausatmen ziehen Sie das Handtuch mit der linken Hand nach unten.

(02) Atmen Sie wieder ein und ziehen Sie das Handtuch beim Ausatmen mit der rechten Hand nach oben. Atmen Sie ein und kehren Sie in die Ausgangsposition zurück. Wiederholen Sie die Folge 10-mal.

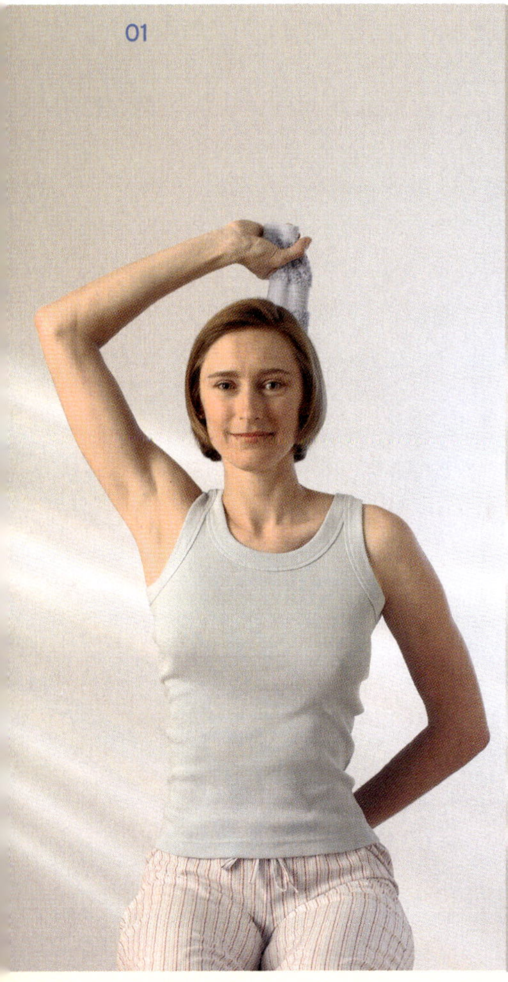


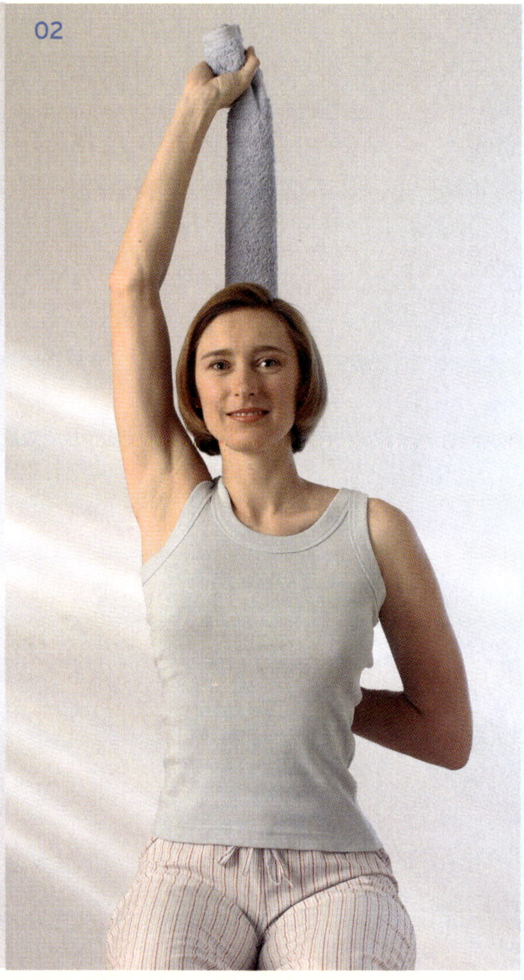

### BEIM FRÜHSTÜCK

Achten Sie auf Ihre Haltung, während Sie am Frühstückstisch sitzen.

### SITZPOSITION

(01) So zusammengesunken zu sitzen, ist ein schlechter Start in den Tag. Die Schultern sind krumm und die Füße nach innen gedreht.

(02) Rutschen Sie mit dem Gesäß ganz an die Lehne heran, die Oberschenkel sind im rechten Winkel zu Ihrem geraden Rücken. Ziehen Sie den Bauch ein. Stellen Sie beide Füße flach und parallel auf den Boden. Ihre Hände liegen auf den Oberschenkeln. Machen Sie in dieser Haltung ein paar Beckenboden-Übungen (vgl. S. 142).

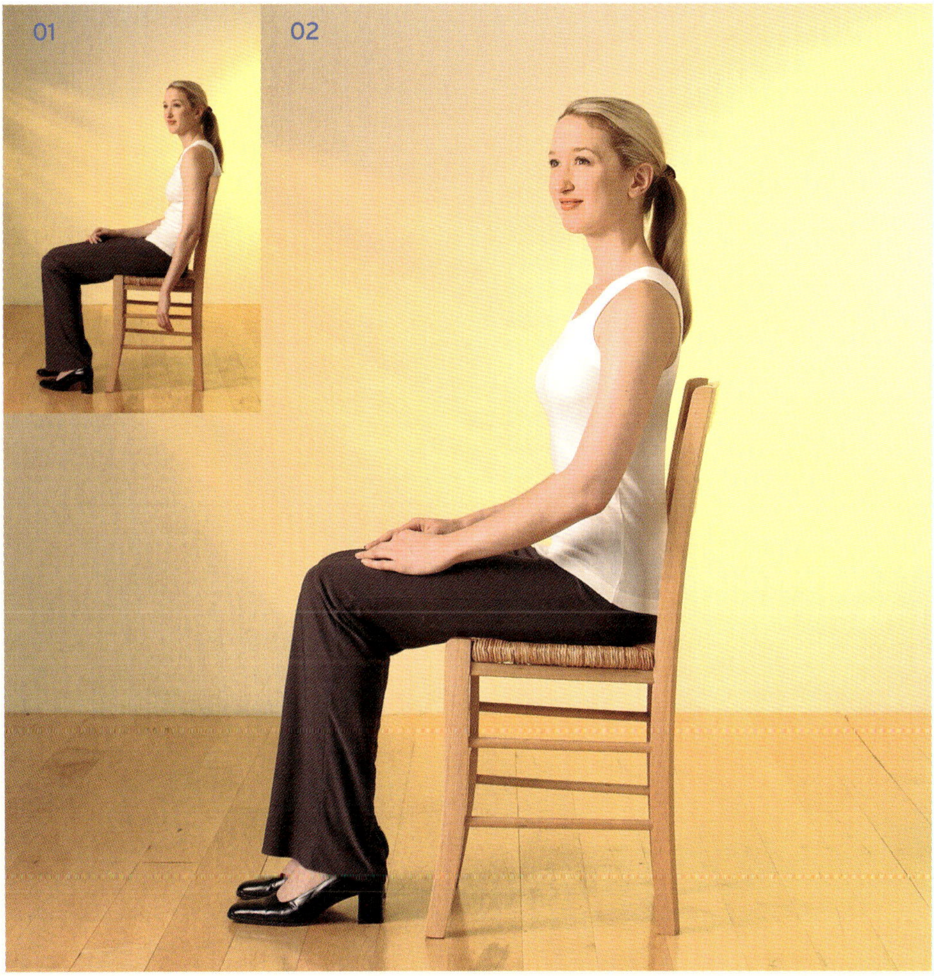

**SCHULTERHEBEN** (03 – 04)
Damit lösen Sie Spannungen im oberen Rücken.

(03) Lassen Sie die Arme locker hängen, Ihre Knie sind leicht auseinander und die Füße stehen parallel. Achten Sie darauf, dass Ihre Schultern entspannt sind. Siehe auch Schritt (05).

(04) Ziehen Sie beim Einatmen die Schultern nach oben. Senken Sie sie beim Ausatmen wieder ab. Wiederholen Sie dies 3- oder 4-mal.

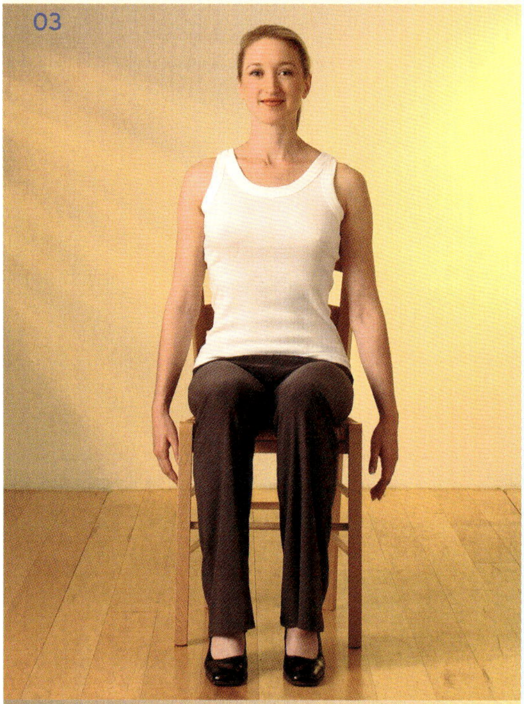


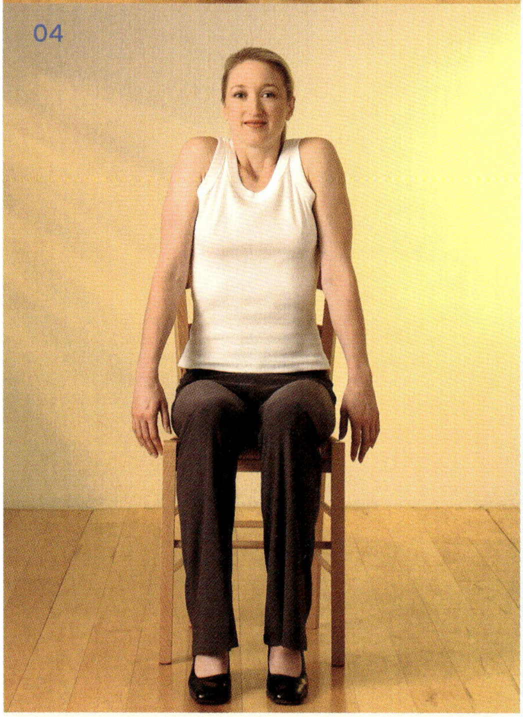

**ARMDRÜCKEN** (05 – 06)

So spannen Sie Ihren Rückenmuskel an und verbessern Ihre Sitzhaltung. Ziehen Sie dabei den Bauch ein.

(05) Die Arme hängen an den Seiten herab, die Handflächen sind leicht nach außen gedreht. Atmen Sie ein.

(06) Beim Ausatmen drücken Sie Ihren linken Arm so weit es geht nach hinten, ohne ihn jedoch zu überlasten. Führen Sie Ihren Arm beim Einatmen wieder zurück. Wiederholen Sie die Bewegung mit dem rechten Arm, insgesamt 4-mal auf jeder Seite.

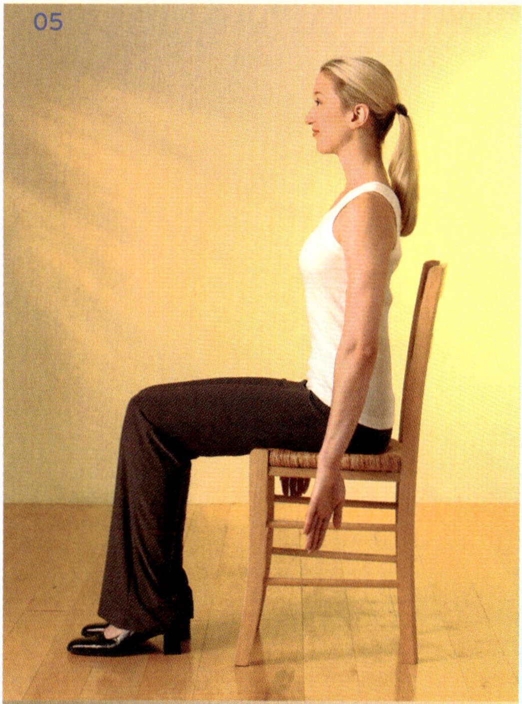


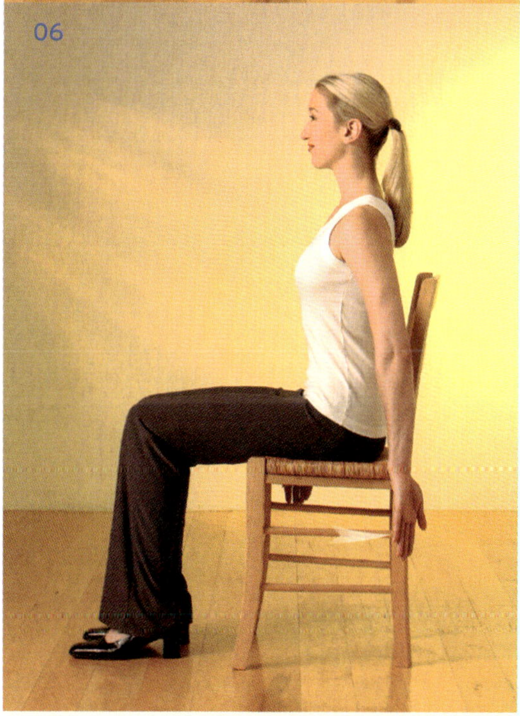

**DER KOSAK**
(07) Halten Sie die verschränkten Arme vor der Brust. Richten Sie Ihre Wirbelsäule auf und ziehen Sie den Bauch ein. Fühlen Sie, wie Ihre Schulterblätter nach unten ziehen.

(08) Atmen Sie ein und drehen Sie sich mit dem Ausatmen nach rechts. Atmen Sie ein und kehren Sie zur Mitte zurück. Wiederholen Sie zur anderen Seite, insgesamt 4-mal auf jeder Seite.

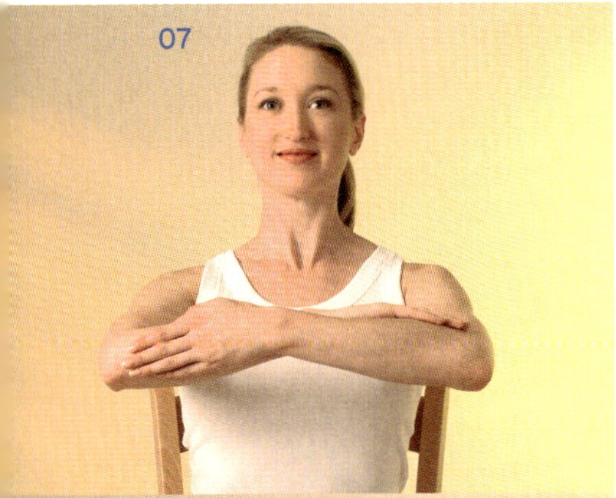


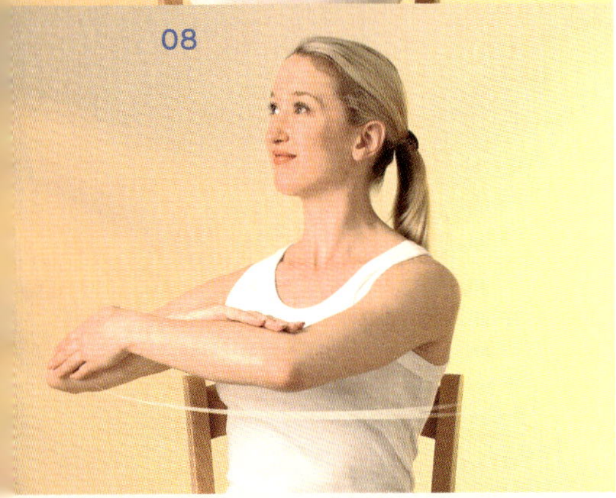


**AM SPÜLBECKEN** (Foto rechts)
Nutzen Sie die Zeit am Spülbecken, um Ihre Haltung zu verbessern (01 – 04).

**GESÄSS ANSPANNEN**
(01) Stehen Sie gerade, drücken Sie Ihre Handflächen auf die Spüle und drehen Sie Ihre Füße leicht nach außen. Atmen Sie ein, ziehen Sie beim Ausatmen den Bauch ein und drücken Sie die Gesäßmuskeln zusammen.

**FERSEN HEBEN**
(02) Atmen Sie ein, die Füße stehen parallel. Heben Sie beim Ausatmen die Fersen an und senken Sie sie sachte wieder ab. Wiederholen Sie 10-mal.

**DEHNEN DER HINTEREN OBERSCHENKEL-MUSKULATUR**
(03) Beugen Sie das linke Bein, strecken Sie das rechte gerade vor und atmen Sie ein. Kippen Sie beim Ausatmen den Oberkörper mit geradem Rücken nach vorne. Fühlen Sie die Dehnung. Wiederholen Sie mit dem anderen Bein.

**SEITENDEHNUNG**
(04) Halten Sie sich mit der rechten Hand am Spülbecken fest und strecken Sie den anderen Arm nach oben. Atmen Sie ein. Beugen Sie beim Ausatmen das rechte

Knie und lehnen Sie sich von der Spüle weg, dabei strecken Sie den linken Arm über den Kopf in Richtung Spüle. Wiederholen Sie auf der anderen Seite.

### *Zur Erinnerung*

- Halten Sie während der gesamten Übung den Bauch eingezogen.
- Bereiten Sie sich beim Einatmen auf die Bewegung vor.
- Beim Ausatmen führen Sie die Bewegung durch.

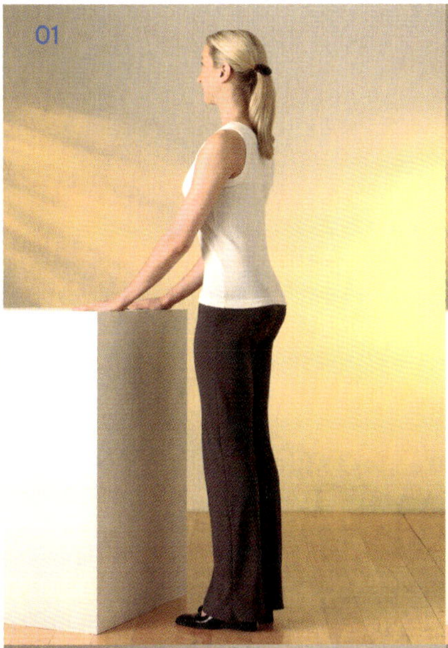


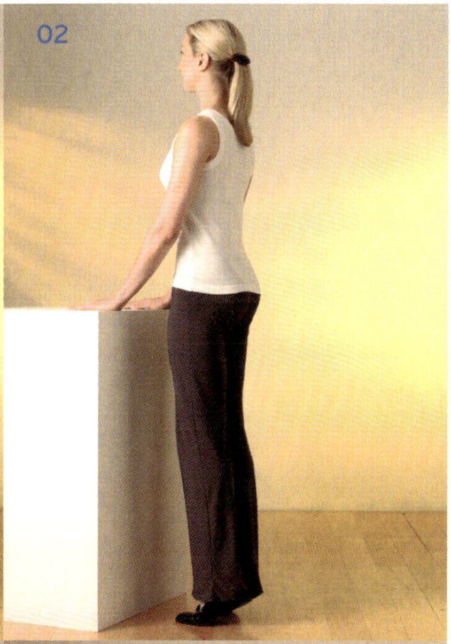


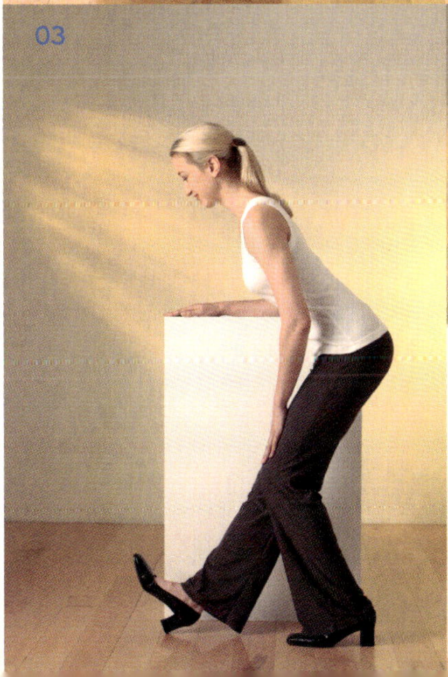


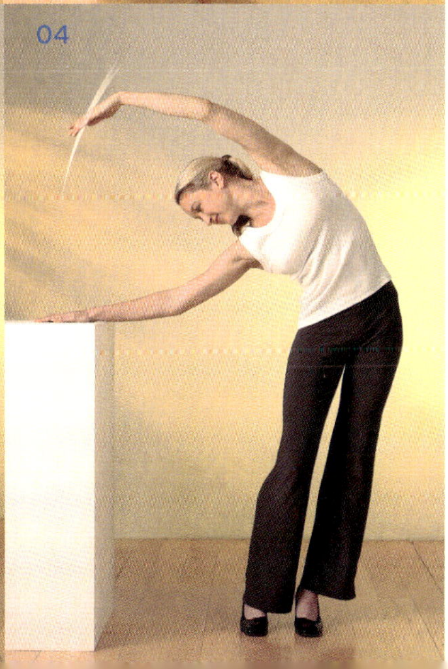

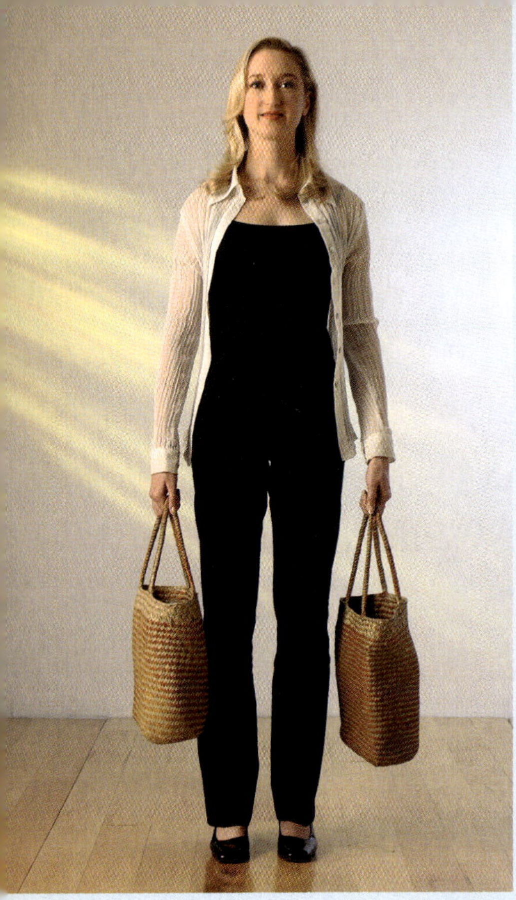

# Kapitel 3

## Pilates auf Reisen

*Reisen gehört für die meisten von uns zum Berufs- und Privatleben. Und eigentlich sollte es einfach sein, von A nach B zu gelangen – doch tatsächlich empfindet man es oft als unbequem und anstrengend. Aber dem kann abgeholfen werden. Pilates ist ein äußerst mobiles Übungssystem, das Sie zu jeder Zeit und an jedem Ort nutzen können, um dem Stress des Reisens entgegenzuwirken.*

Ob Sie nur schnell zum Bäcker an der Ecke laufen oder einen Langstreckenflug um die halbe Welt vor sich haben – es gibt unzählige Möglichkeiten, wie Sie mit Pilates jede Art des Unterwegsseins leichter, bequemer, sicherer und weniger anstrengend gestalten können. In diesem Kapitel betrachten wir die häufigsten Fortbewegungsarten: Gehen, Auto fahren, Bahn fahren und fliegen.

Beim Gehen können ein paar Minuten Konzentration und Bewusstmachung verhindern, dass Sie Haltungsschäden entwickeln, besonders, wenn Sie schwere Taschen tragen. Sitzen Sie im Auto und stecken womöglich gerade im Stau, finden Sie vielleicht ein paar Momente für entspannendes Schulterkreisen und Schulterheben. In einer ausgedehnteren Pause können ein paar Pilates-Dehnübungen eine lange Fahrt enorm erleichtern. Bahn fahren kann frustrierend sein, aber in einem rüttelnden Zug eine gute Haltung zu üben hilft Ihnen, sich zu sammeln und hält Sie auch bei lästigen Verspätungen beschäftigt. Und für lange Flüge gibt es verschiedene Pilates-Übungen, die für einen funktionierenden Kreislauf und mentale Gelassenheit sorgen.
Abschließend stellen wir Ihnen ein wirksames Pilates-Programm vor, das Sie in jedem Hotelzimmer machen können. So bleiben Sie «geerdet», auch wenn Sie weit von zu Hause weg sind, und können sich auch mit mehr innerer Ruhe auf Ihre wichtigen Geschäftstermine oder private Anlässe einstimmen. Eine besondere Ausrüstung oder Kleidung ist nicht erforderlich. Als Hilfsmittel für die Übungen nutzen Sie einfach die Möbel und Gegenstände, die Sie ohnehin vorfinden werden.

## Gehen

Gehen ist die gesündeste Art der Fortbewegung. Ein strammer 15-minütiger Fußmarsch, mehrmals wöchentlich oder möglichst jeden Tag, erhält Sie fit und gesund. Ganz gleich, welche Strecke Sie zurücklegen, es ist wichtig, feste und bequeme Schuhe mit niedrigen Absätzen zu tragen, in denen Sie sich auch größere Entfernungen zutrauen würden. Plateau-Sohlen, High Heels, Modelle, die hinten offen sind, oder Clogs sind keine gute Wahl. Wenn Sie im Job elegante hochhackige Pumps tragen müssen, dann nehmen Sie sie mit und ziehen Sie auf dem Weg zur Arbeit ein anderes Paar an. Ihre Schuhe sollten Ihren Füßen freie Bewegung ermöglichen und Sohlen haben, die nicht zu dick oder unflexibel sind, sonst werden die Muskeln in Wade und Schienbein unnötig beansprucht.

Wenn Sie Einkäufe oder dicke Bücher und Akten zu transportieren haben, dann achten Sie darauf, wie Sie das tun. Sie können sich leicht den Rücken oder die Schultern schädigen, wenn Sie oft schwere Taschen tragen, die eine Schulter nach unten ziehen. Ein gut eingestellter Rucksack, bei dem Sie bitte beide Riemen und nicht nur einen benutzen, ist wahrscheinlich immer noch die beste Lösung.

### *Allgemeine Tipps*

- Nutzen Sie die vielen Schritte, die Sie jeden Tag machen, um Ihre allgemeine Fitness zu verbessern.
- Absolvieren Sie jeden Tag einen schnellen Fußmarsch von etwa 15 Minuten, um im Training zu bleiben.
- Steigen Sie eine Bus- oder Bahnstation früher aus, um jeden Tag zu Ihrem ordentlichen Spaziergang zu kommen.

**HALTUNG BEIM GEHEN**
Benutzen Sie bei jedem Schritt bewusst den ganzen Fuß und «durchgehen» Sie ihn von der Ferse bis zu den Zehen. Ihr Schwerpunkt sollte auf dem vorderen Teil der Ferse liegen.

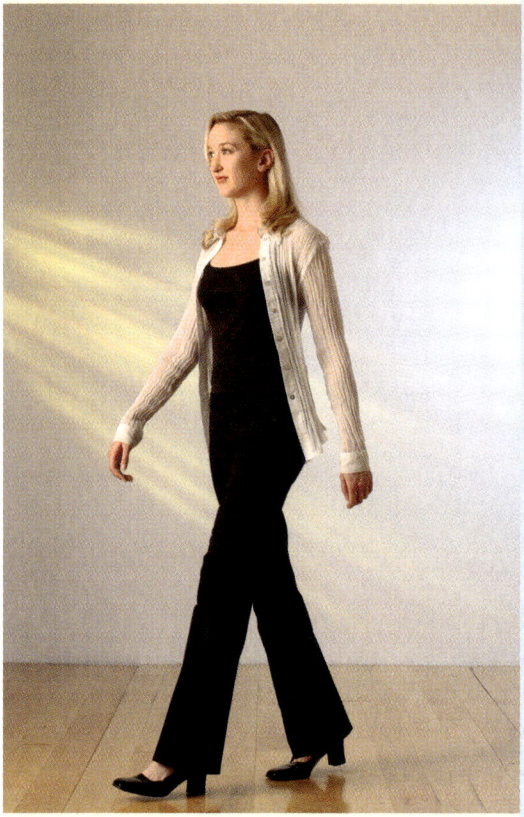

**TASCHEN TRAGEN**
(01) Vermeiden Sie es, eine einzelne schwere Tasche zu tragen. Damit verspannen Sie Ellbogen und Nacken. Ihre Hüften verschieben sich zur Seite, und die Belastung überträgt sich auf den unteren Rücken. Wenn Sie das Gewicht nicht aufteilen können, wechseln Sie möglichst oft den Arm.

(02) Tragen Sie zwei gleich schwere Taschen, damit Ihr Körper ausbalanciert bleibt. Oder benutzen Sie einen Rucksack (beide Riemen!).

02

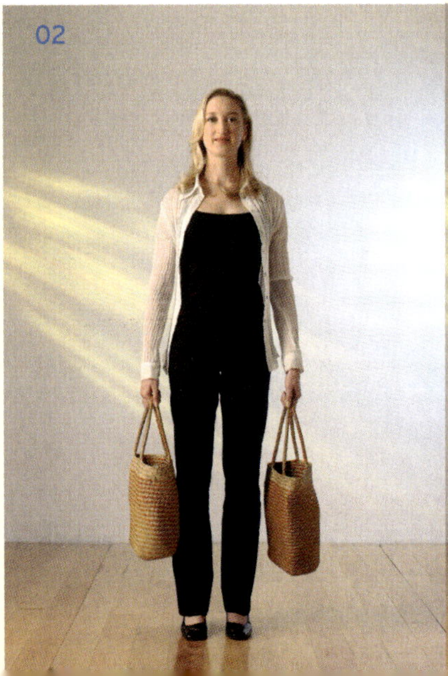

01

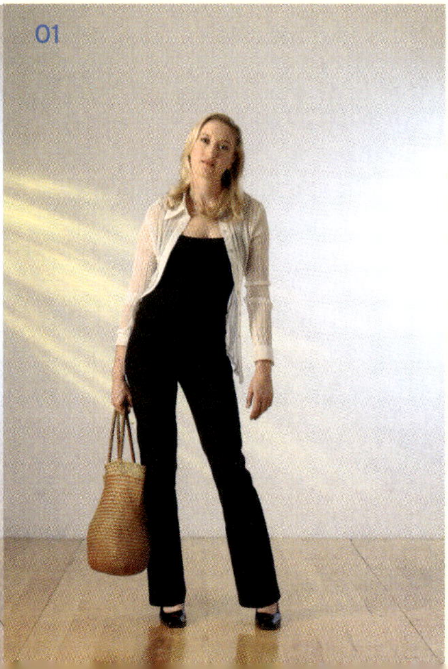

# Im Auto

Unterschiedliche Automarken, unterschiedliche Sitze – dennoch: Sorgen Sie unbedingt dafür, dass Ihr Sitz die richtige Höhe und den richtigen Winkel für Sie hat sowie den richtigen Abstand zu den Pedalen. Stellen Sie sicher, dass Sie in den Rückspiegel sehen können, ohne sich dehnen, beugen oder den Kopf bewegen zu müssen. Vermeiden Sie es, Ihren Körper zu verdrehen, um die Rückbank zu erreichen und lassen Sie beide Hände am Steuer. Eine Rückenstütze kann die Spannung aus der Lendenwirbelsäule nehmen und das Risiko von Rückenproblemen reduzieren. Machen Sie während einer längeren Fahrt regelmäßige Pausen (mindestens alle zwei Stunden), um Ihre Konzentration wiederherzustellen und Verspannungen in Schultern, Hüfte und Wirbelsäule durch Dehnübungen zu lösen. Wenn Sie können, wechseln Sie sich mit einem anderen Fahrer ab, um zwischendurch richtig auszuruhen.

**IM STAU** (01-05)
Schalten Sie in den Leerlauf und ziehen Sie die Handbremse an. Schieben Sie Ihr Gesäß zurück bis an die Lehne, sodass Ihr Rücken komplett gestützt ist.

(01) Atmen Sie ein und heben Sie beim Ausatmen die Schultern zu den Ohren. Wiederholen Sie 10-mal.

(02) Atmen Sie ein und ziehen Sie beim Ausatmen den Bauch ein. Zählen Sie bis 4 und entspannen Sie wieder. Versuchen Sie, ein wenig Ihr Becken zu bewegen. Halten Sie das Steuer mit beiden

01

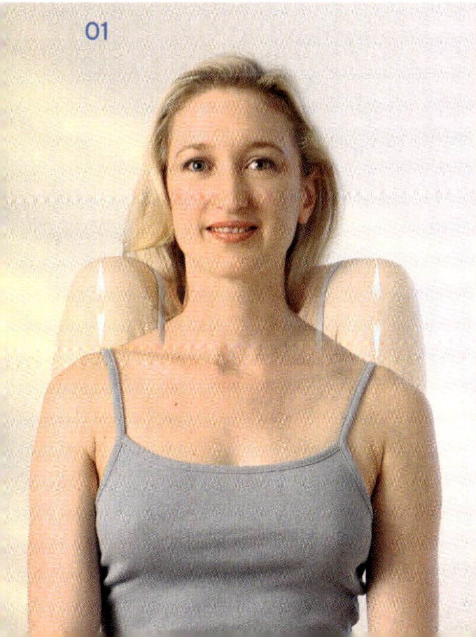

02

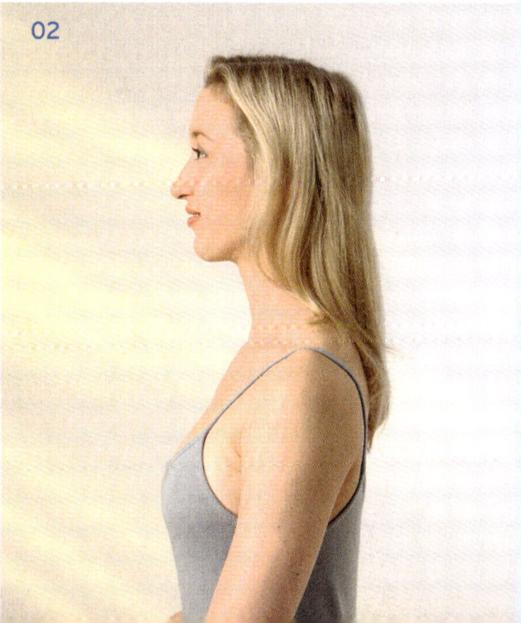

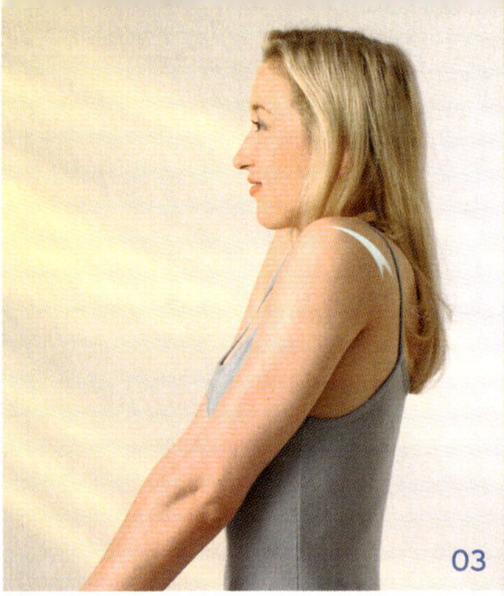
03

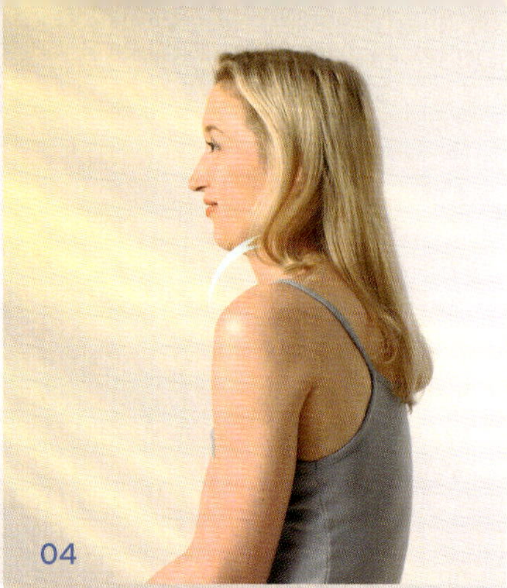
04

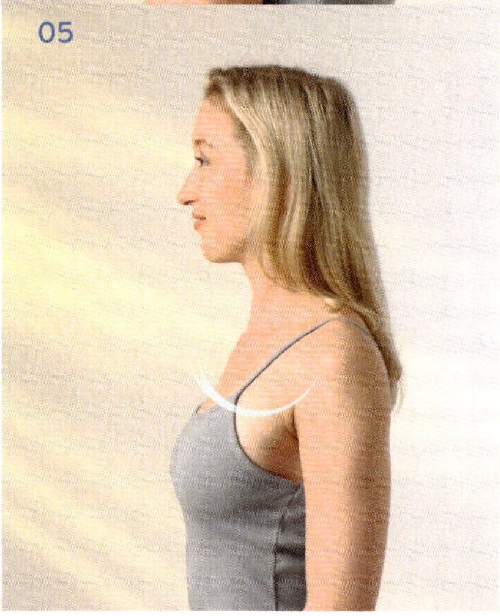
05

Händen, strecken Sie die Wirbelsäule und schaukeln Sie sanft das Becken, erst nach vorne, dann nach hinten. Machen Sie dann ein paar Beckenboden-Übungen (vgl. S. 142), indem Sie den Beckenboden in Richtung Brustkorb hochziehen.

(03 - 05) Halten Sie weiterhin das Steuer mit beiden Händen und kreisen Sie die Schultern. Atmen Sie ein und kreisen Sie beim Ausatmen mit den Schultern nach vorne und dann nach hinten (nicht abgebildet). Bringen Sie sie wieder nach vorne und wiederholen Sie insgesamt 10-mal.

## IN DEN PAUSEN

Versuchen Sie, nicht länger als zwei Stunden am Stück zu fahren. Halten Sie auf einem Parkplatz oder an einer Raststätte, steigen Sie aus und gehen Sie umher, um Ihre Beine zu strecken. Wenn möglich, essen Sie eine Kleinigkeit und trinken Sie etwas Alkoholfreies oder eine Tasse Kaffee. Wenn Sie können, machen Sie ein kurzes Nickerchen (10 bis 15 Minuten).

## DIE KATZE

(01) Stützen Sie sich an einer Seite des Autos ab und machen Sie einen Katzenbuckel. Halten Sie die Oberschenkel zusammen und die Bauchmuskulatur angespannt, atmen Sie ein, wölben Sie Ihre Wirbelsäule und lassen Sie den Kopf nach vorne sinken.

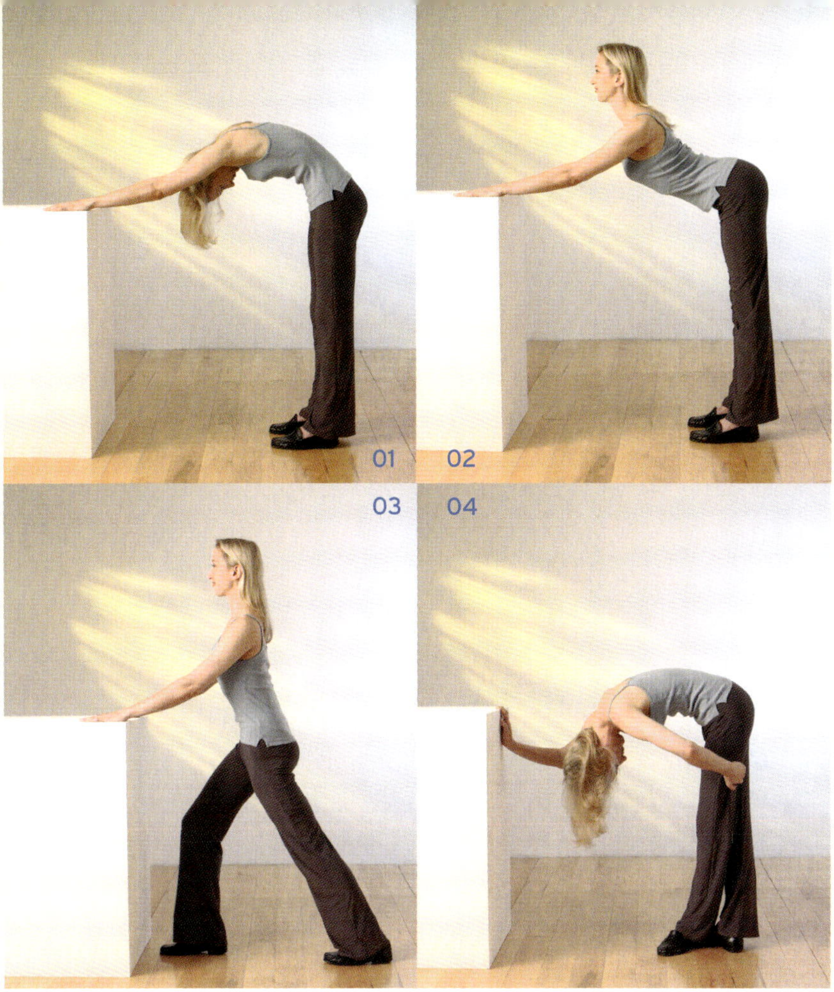


(02) Drücken Sie beim Ausatmen den Rücken durch und richten Sie den Kopf wieder auf.

### DEHNEN DER WADE

(03) Legen Sie die Hände ans Auto, stellen Sie das rechte Bein vor das linke, mit gebeugtem Knie und der Ferse am Boden. Atmen Sie ein und lehnen Sie sich beim Ausatmen leicht vor, sodass Sie die Dehnung in der linken Wade spüren. Wiederholen Sie mit dem anderen Bein.

### DEHNEN DES HINTEREN OBERSCHENKELS

(04) Stützen Sie sich mit einer Hand an der Seite des Autos ab, kreuzen Sie Ihr linkes Bein vor dem rechten und halten Sie beide gestreckt. Umfassen Sie Ihr linkes Bein mit der linken Hand und beugen Sie Ihren Oberkörper vor; lassen Sie dabei den Kopf nach unten sinken. Atmen Sie ein und fühlen Sie beim Ausatmen die Dehnung an der Oberschenkelrückseite. Wiederholen Sie auf der anderen Seite.

# In der Bahn

Eine Bahnfahrt kann eine unangenehme Sache sein. Oft sind die Züge verspätet oder überfüllt, und es gibt keine freien Sitzplätze mehr. Nutzen Sie die Zeit für ein paar Pilates-Übungen. Wenn Sie am Bahnhof Rolltreppen benutzen müssen, machen Sie bei der Gelegenheit ein paar aerobe Übungen und dehnen Sie die Waden.

Wenn Sie das Glück hatten, einen Sitzplatz zu ergattern, lassen Sie beide Füße fest am Boden und widerstehen Sie dem Impuls, die Beine übereinander zu schlagen (vgl. die richtige Sitzhaltung auf S. 59). Schieben Sie sich auf dem Sitz ganz nach hinten, sodass Ihr Rücken komplett gestützt ist. Ziehen Sie den Bauch ein. Entspannen Sie die Schultern. Wenn Sie stehen müssen, halten Sie sich gut fest und versuchen Sie, entspannt mit dem Rhythmus des Zuges mitzugehen. Versuchen Sie nicht, die Bewegung abzufangen. Ihr Handgepäck sollten Sie sicher verstauen. Falls das nicht möglich ist und Sie im Stehen Ihre Tasche tragen müssen, wechseln Sie regelmäßig die Seite.

## *Allgemeine Tipps*

- Knicken Sie nicht in der Hüfte ein (01).
- Stehen Sie mit beiden Füßen fest auf dem Boden (02), sodass Ihr Gewicht gleichmäßig verteilt ist. Halten Sie die Knie gerade, aber nicht durchgedrückt. Spannen Sie leicht die Gesäßmuskeln an, um besser die Balance halten zu können, und ziehen Sie den Bauch ein.
- Zur Entspannung stellen Sie einen Fuß vor den anderen, das vordere Knie leicht gebeugt und das hintere gerade. Halten Sie die Hüften auf einer Linie.

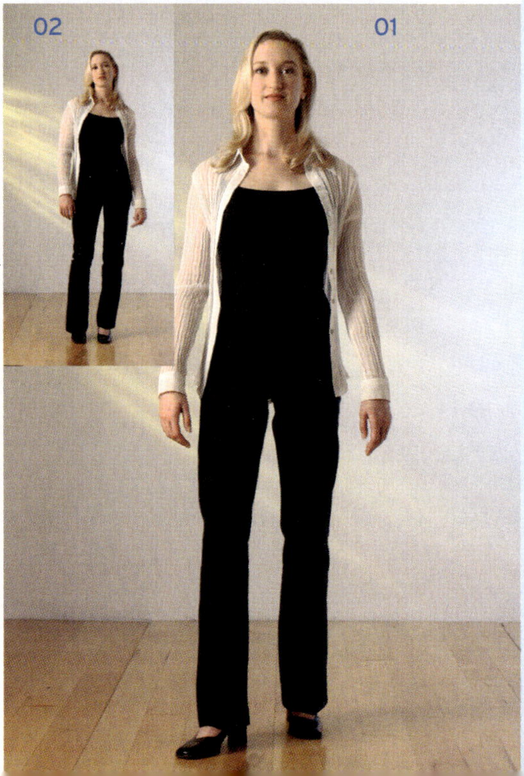

# Im Flugzeug

Fliegen ist die effektivste Art, größere Entfernungen schnell zu überwinden. Tag für Tag nehmen Millionen Menschen das Flugzeug für Kurz- und Langstreckenreisen, beruflich wie privat. Aber Fliegen birgt auch gesundheitliche Risiken. Nutzen Sie Pilates und die allgemeinen Tipps rechts, um den unangenehmen Begleiterscheinungen eines Fluges entgegenzuwirken und Ihre Reise so angenehm und erfreulich wie möglich zu gestalten. Mit Pilates-Übungen bekämpfen Sie gezielt die Probleme, die das Sitzen auf engem Raum und über längere Zeit mit sich bringt. Eine der größten Gefahren ist eine Thrombose in den tief liegenden Venen, die dadurch entstehen kann, dass sich infolge der Inaktivität der Kreislauf verlangsamt und sich in bestimmten Regionen (besonders den Beinen) das Blut staut und eventuell Klümpchen bildet. Wenn ein solches Klümpchen dann mit dem Blutstrom in Richtung Herz oder Gehirn wandert, kann es zu einer lebensbedrohlichen Situation kommen (vgl. S. 77).

### *Allgemeine Tipps*

- Trinken Sie viel Wasser, um Ihre Flüssigkeitsversorgung zu sichern und Verluste auszugleichen. Alkohol entspannt zwar, wirkt aber harntreibend und fördert so die Dehydrierung. Nehmen Sie Ihre eigene 2-Liter-Flasche Wasser mit an Bord.
- Meiden Sie salzige Snacks und Fastfood. Salz hält das Wasser im Körper zurück. Dadurch schwellen Ihre Füße, Beine und Fußgelenke an, und Ihre Augenlider werden dick. Stecken Sie stattdessen eine Banane und eine Tüte ungesalzene Nüsse in Ihr Handgepäck.
- Tragen Sie flache Schuhe und lockere Kleidung. Ein enger Bund behindert die Atmung und den Kreislauf.
- Nehmen Sie einen Zerstäuber mit und sprühen Sie sich gelegentlich das Gesicht ein, damit Ihre Haut nicht austrocknet.
- Gehen Sie alle paar Stunden im Flugzeug umher.

### RICHTIGES SITZEN

Stellen Sie im Sitzen beide Füße flach auf. Wenn Sie lange Beine haben, fragen Sie nach einem Gangplatz. Widerstehen Sie der Versuchung, die Beine übereinander zu schlagen oder hochzuziehen, dadurch wird die Blutzirkulation behindert. Sitzen Sie gerade, damit Ihre Wirbelsäule gestreckt und Ihr Gewicht gleichmäßig auf beide Gesäßhälften verteilt ist. Entspannen Sie die Schultern. Ziehen Sie den Bauch ein und machen Sie ein paar Beckenboden-Übungen (vgl. S. 142).

### ÜBUNGEN AM SITZ

(01–06) Stehen Sie auf und gehen Sie in den hinteren Teil der Maschine. Suchen Sie sich einen freien Sitz. Wenn Sie keinen finden, fragen Sie einen Fluggast, ob Sie seinen benutzen dürfen oder ob er sogar kurz mit Ihnen tauscht.

(01) Halten Sie sich an der Lehne fest und beugen Sie leicht die Knie.

(02) Ziehen Sie den Bauch ein, halten Sie den Rücken gerade und die Knie gebeugt, atmen Sie ein und stellen Sie sich auf die Zehenspitzen. Halten Sie diese Position ein paar Sekunden lang.

(03) Atmen Sie aus und strecken Sie die Knie, bleiben Sie dabei auf den Zehenspitzen.

(04) Atmen Sie ein und senken Sie die Fersen wieder ab, halten Sie dabei den Rücken gerade und achten Sie darauf, dass Ihr Steißbein zum Boden zeigt. Wiederholen Sie diese Übung 10-mal.

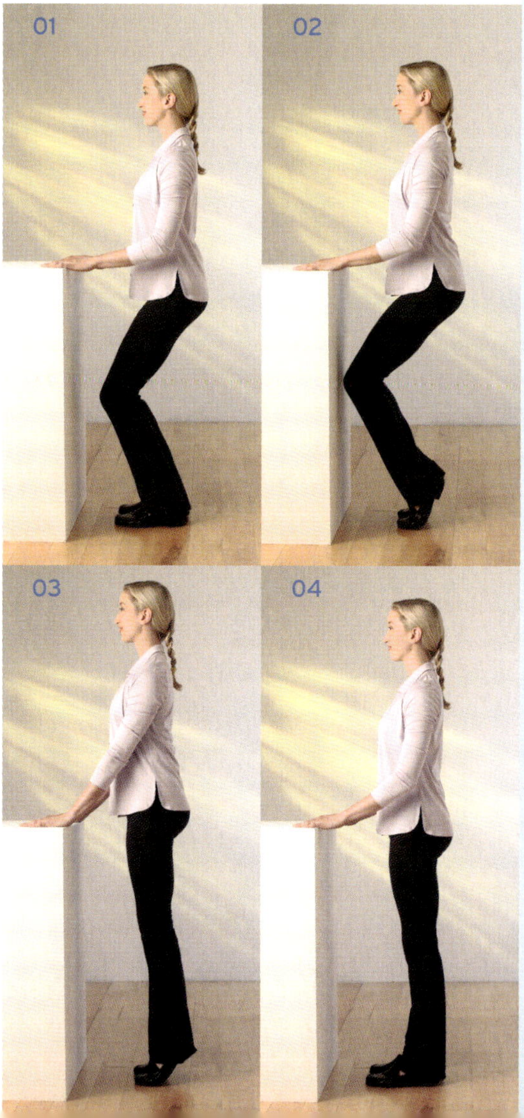

## DEHNEN DER WADEN

(05) Stellen Sie einen Fuß hinter den anderen, atmen Sie ein und beugen Sie beim Ausatmen das hintere Knie, halten Sie dabei den Rücken gerade. Fühlen Sie die Dehnung hinten in der Wade. Halten Sie die Position 5 Sekunden lang.

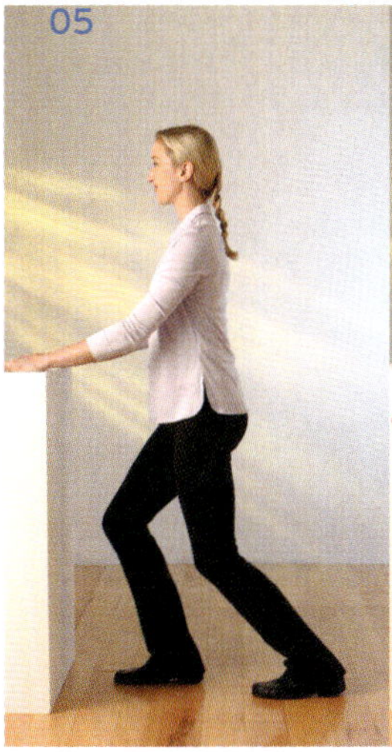


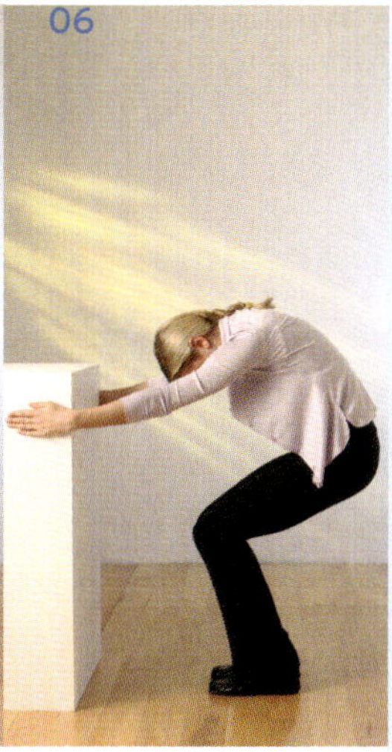


## DEHNEN DES UNTEREN RÜCKENS

(06) Stellen Sie Beine und Füße zusammen, halten Sie sich an der Lehne des Sitzes fest und atmen Sie ein. Gehen Sie beim Ausatmen in eine halbe Kniebeuge. Atmen Sie wieder ein und kehren Sie in die Ausgangsposition zurück.

## BELEBUNG DES KREISLAUFS

(01 – 02) Legen Sie sich im hinteren Teil des Flugzeugs oder im Gang auf den Rücken, achten Sie aber darauf, dass Sie niemandem im Weg sind. Legen Sie die Arme an die Seiten und ziehen Sie den Bauch ein. Atmen Sie ein und heben Sie beim Ausatmen die Beine. Halten Sie dabei die Knie zusammen. Kicken Sie nun abwechselnd die Unterschenkel nach oben, so schnell Sie können, bis Ihre Beine müde werden. Dabei sollen die Knie stets zusammenbleiben.

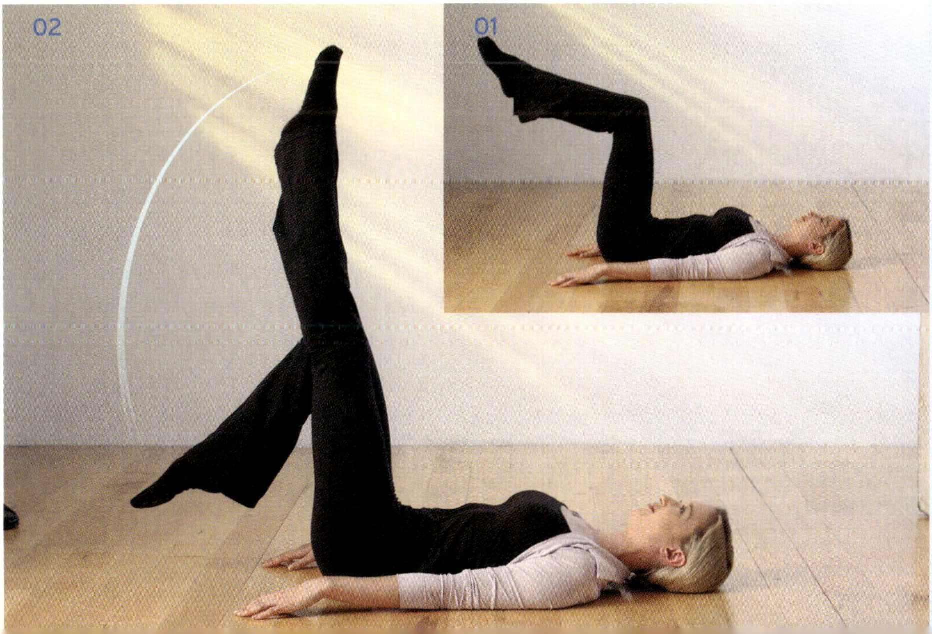

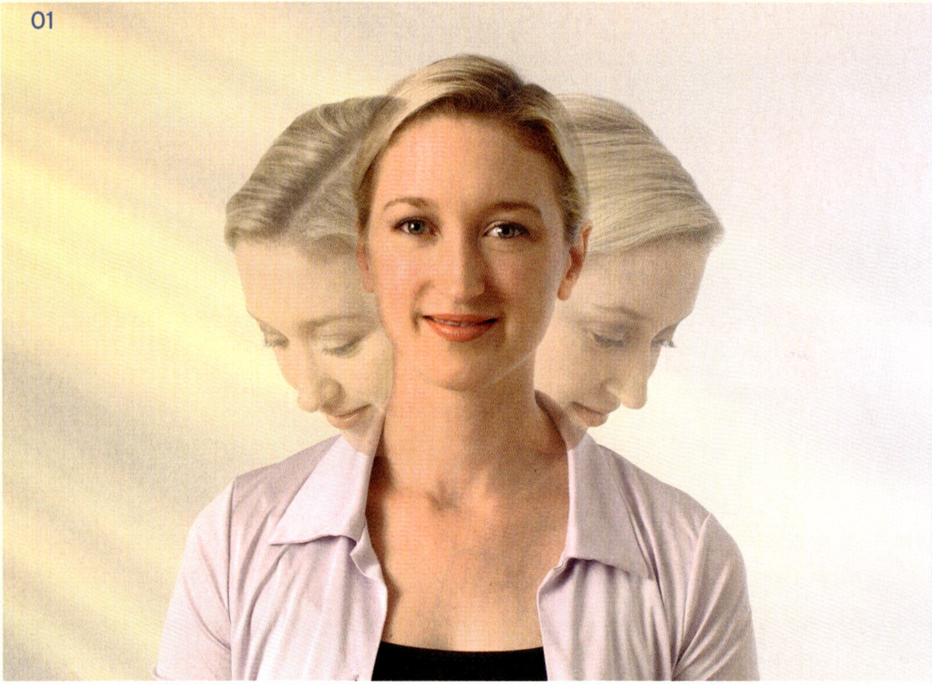



**SCHULTERKREISEN UND NACKENDEHNUNG**

Wenn Sie in Ihrem Sitz zu beiden Seiten Platz haben, legen Sie die Fingerspitzen auf die Schultern. Wenn nicht, kreisen Sie die Schultern mit Ihren Händen auf den Oberschenkeln.

**KREISEN**

Ziehen Sie die Schultern zu den Ohren und kreisen Sie sie dann nach hinten und nach unten.

**DEHNUNG (01)**

Wenn Sie in Begleitung unterwegs sind, machen Sie die Übung auf Seite 135. Wenn nicht, führen Sie die Nackendehnung alleine durch. Halten Sie während der gesamten Übung den Hals lang und die Schultern entspannt.

Wenden Sie den Kopf sanft zu einer Seite, dann wieder zur Mitte. Wenden Sie Ihren Kopf dann zur anderen Seite. Wiederholen Sie mehrmals. Um Ihren Nacken noch weiter zu dehnen, senken Sie den Kopf zusätzlich zu den Seiten (wie hier gezeigt), achten Sie aber weiterhin darauf, dass Ihre Schultern dabei ruhig bleiben.

### BEWEGEN UND KREISEN DER FÜSSE

Es ist wichtig, die Blutzirkulation in Füßen und Unterschenkeln in Schwung zu halten.

(01) Um die Füße bewegen zu können, setzen Sie sich zurück (mit dem Gesäß bis ganz an die Lehne) und, wenn Sie Platz haben, schieben Sie ein Kissen unter einen Oberschenkel, etwas oberhalb des Knies. Ziehen Sie den Fuß an und strecken Sie ihn dann wieder lang. Wiederholen Sie mit dem anderen Fuß.

(02) Kreisen Sie Ihre Füße in beide Richtungen, mit jedem Fuß 10-mal.

### SPEZIALSTRÜMPFE FÜR DEN FLUG

Versuchen Sie es mal mit speziellen Flugsocken. Sie wirken im Prinzip wie Stützstrümpfe, üben also einen unterschiedlichen Druck auf die verschiedenen Teile des Beines aus, sodass Ihr Blut vermehrt zum Herzen zurückfließt. Damit können Sie der Bildung von Blutklümpchen (Thrombose) vorbeugen. Diese Socken sind besonders dann sinnvoll, wenn Sie über 40 sind und Ihr Flug länger als vier Stunden dauert.

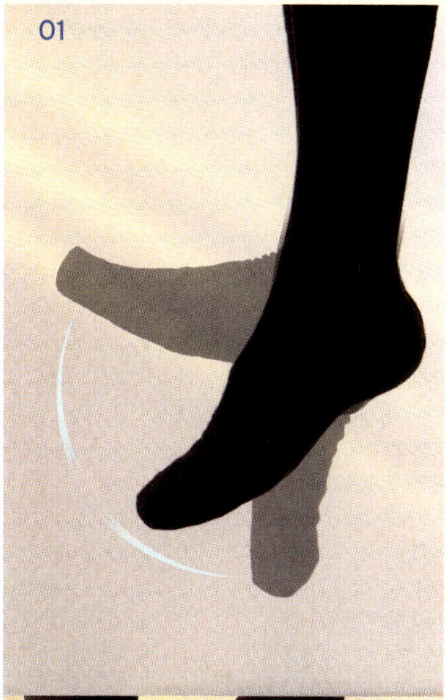


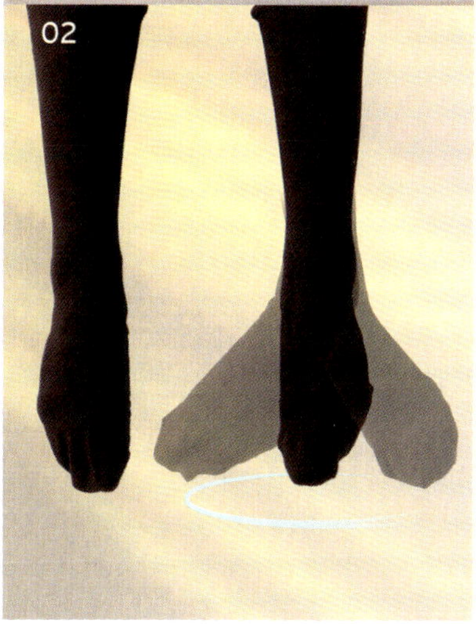


***Warnung*** Tragen Sie diese Strümpfe nicht, wenn Sie unter Venenbeschwerden oder Diabetes leiden.

# Im Hotelzimmer

Manche Leute sind nur ungern von zu Hause fort und empfinden Reisen als puren Stress. Geht es Ihnen auch so? Wenn Sie schon daheim regelmäßig mit Pilates trainieren, hilft Ihnen unsere eigens für das Hotel zusammengestellte Übungsfolge, sich auf die ungewohnte Situation fern Ihrer vertrauten vier Wände einzustellen und die Herausforderungen zu bewältigen, denen Sie sich vielleicht stellen müssen.

Sie können die Hotel-Übungen zu jeder beliebigen Tageszeit durchführen, je nachdem, wann es Ihnen am besten passt. Sind Sie morgens in Eile, machen Sie sie am Abend, entweder vor dem Essen oder direkt bevor Sie sich schlafen legen. Auf Geschäftsreisen kommen Sie so leichter zur Ruhe und können sich noch einmal zentrieren, wenn Sie in ein wichtiges Meeting müssen oder auch einen schwierigen Telefonanruf zu tätigen haben.

**PILATES-ÜBUNGEN IM HOTEL** (01-25)

**KATZENBUCKEL** (01-02)
Mit dieser Übung machen Sie die Wirbelsäule beweglicher und trainieren Ihre Bauchmuskeln. Gehen Sie in den Vierfüßlerstand, dabei sollten Schultern und Hüften gerade ausgerichtet sein. Eventuell müssen Sie Ihre Armstellung anpassen, um die Wirbelsäule in ihrer natürlichen Wölbung zu halten.

(01) Atmen Sie ein und beginnen Sie, von Becken und Bauch ausgehend, Ihre Wirbelsäule zur Decke zu wölben. Lassen Sie Ihren Kopf dabei sanft nach unten fallen.

(02) Beim Ausatmen lassen Sie Ihren Rücken vorsichtig ins Hohlkreuz sinken, dabei wird er von den Bauchmuskeln gestützt. Achten Sie darauf, dass Ihre Schultern entspannt sind, Arme und Hals sind gerade. Wiederholen Sie 10-mal.

01

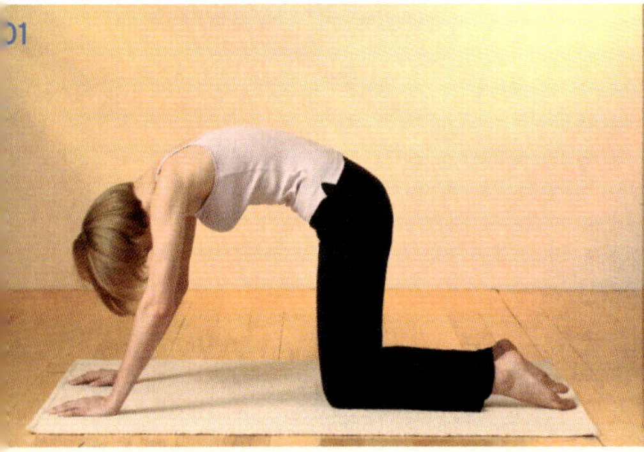

02

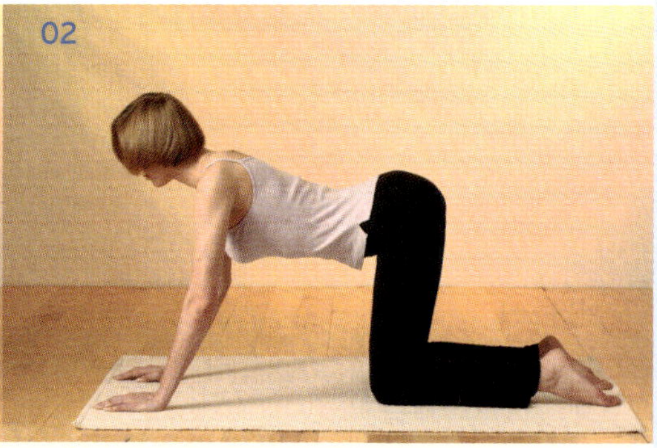

**RUHE-POSITION**

(03) Setzen Sie sich nach hinten auf die Fersen und legen Sie die Stirn auf dem Boden ab, dabei strecken Sie die Arme nach vorne aus. Bleiben Sie etwa 3 Minuten lang in dieser Haltung und atmen Sie tief durch.

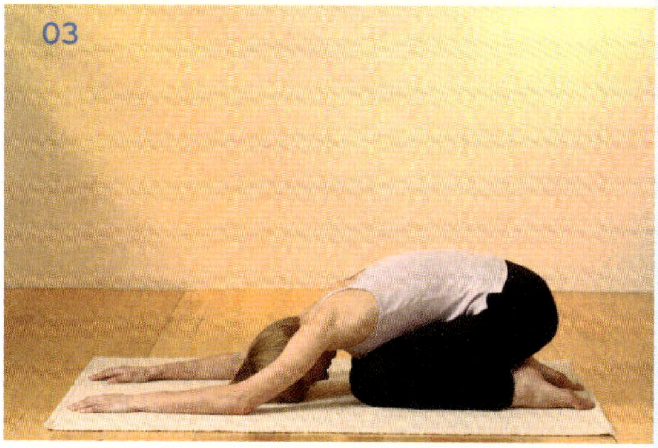
03

**CURLS** (04–05)

Diese Übung kräftigt alle Bauchmuskeln.

(04) Beginnen Sie in einer sitzenden Position, halten Sie die Arme parallel zum Boden. Eventuell können Sie Ihre Füße zur Stabilisierung unter ein Möbelstück klemmen.

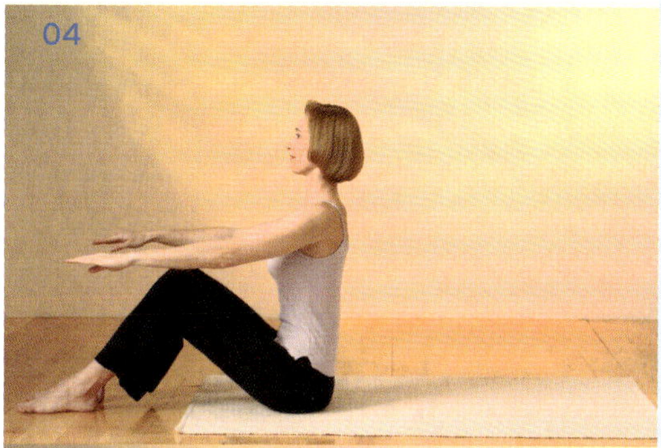
04

(05) Atmen Sie ein und senken Sie sich beim Ausatmen langsam zum Boden ab. Setzen Sie die Bauchmuskeln ein, um das Abwärtsrollen zu kontrollieren. Fühlen Sie, wie Ihr Steißbein in Richtung Ihrer Fersen rutscht. Wenn Sie keine Luft mehr haben, atmen Sie schnell ein und dann langsam wieder aus. Ruhen Sie ein paar Sekunden lang aus (06). Heben Sie sich dann wieder in die Ausgangsposition, falls nötig, helfen Sie mit den Händen nach. Sobald Sie kräftiger sind, versuchen Sie, wieder in die Ausgangsposition hoch zu rollen, ohne die Hände zu benutzen oder den Rücken anzuspannen.

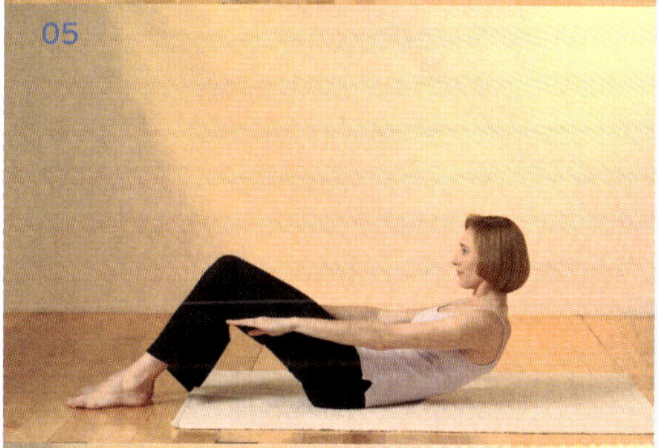
05

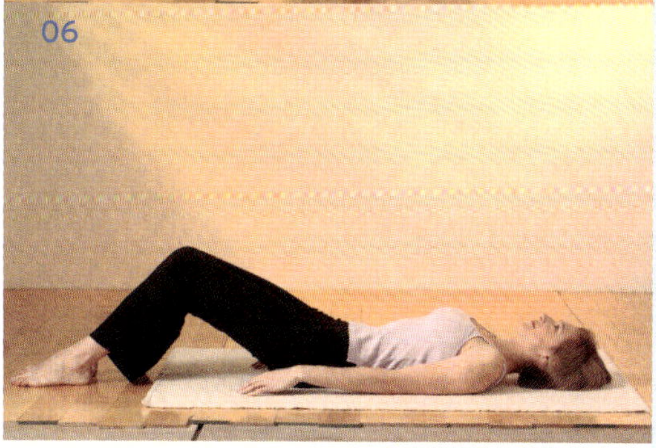
06

**SCHRÄGE CURLS** (06 - 07)
Wichtig für Seitwärtsdrehungen und um das Becken und den Rücken zu stützen.

(06) Legen Sie sich auf den Boden. Stützen Sie Ihre Füße auf dem Bett, einem Stuhl oder einem Hocker passender Höhe ab. Ihr Kopf liegt auf einem Kissen, Ihre linke Hand hinter dem Kopf und die rechte auf der Bauchmitte.

(07) Atmen Sie ein und ziehen Sie beim Ausatmen den Bauch ein. Heben Sie den Oberkörper und rollen Sie diagonal in Richtung Ihres linken Knies, strecken Sie die rechte Hand daran vorbei. Kehren Sie in die Ausgangsposition zurück. Wechseln Sie dann die Seite und wiederholen Sie die Übungsfolge etwa 10-mal.

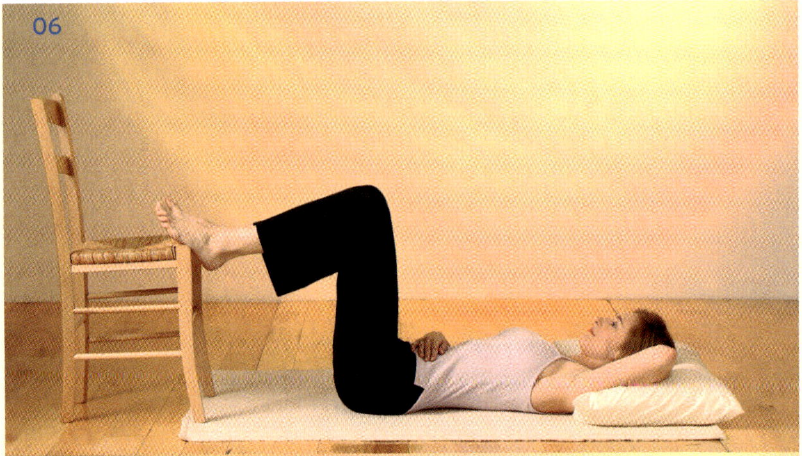


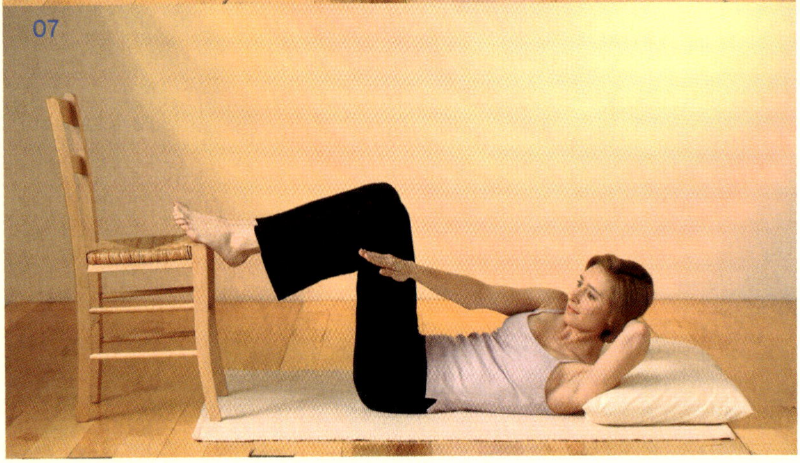

## GESÄSS ANSPANNEN I

(08 - 09)
Diese Übung kräftigt die Gesäßmuskeln und hilft so, das Becken zu stützen und den unteren Rücken zu stärken.

08
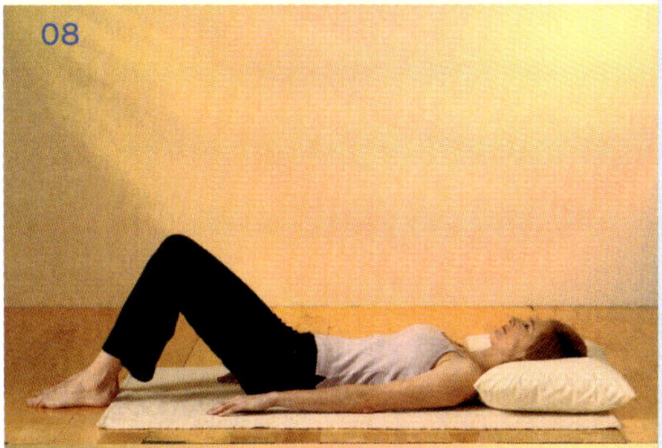

09
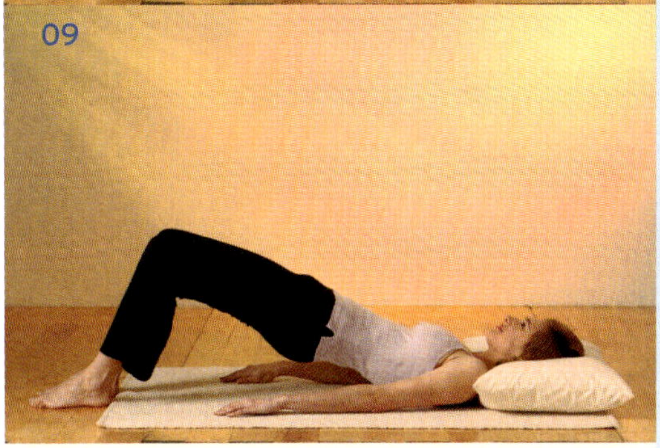

(08) Legen Sie sich auf den Rücken, die Füße sind flach am Boden und die Knie rechtwinklig gebeugt. Entlang Ihrer Seiten strecken Sie die Arme mit den Handflächen nach unten aus.

(09) Atmen Sie ein, heben Sie beim Ausatmen langsam die Hüften, ohne dabei das Becken zu kippen, und spannen Sie gleichzeitig die Gesäßmuskeln an. Halten Sie die Position und zählen Sie bis 4. Senken Sie die Hüften dann langsam wieder ab und entspannen Sie die Gesäßmuskeln. Der Oberkörper bleibt gestreckt und weit. Wiederholen Sie 10-mal.

## GESÄSS ANSPANNEN II

10
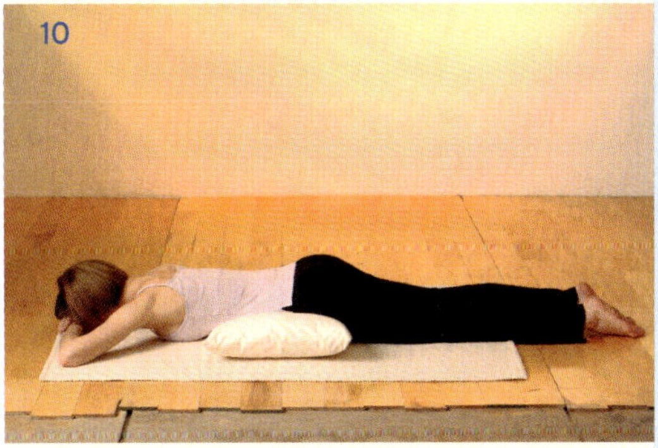

(10) Schieben Sie sich ein Kissen unter den Bauch und legen Sie die Stirn auf Ihren Händen ab. Atmen Sie ein und spannen Sie beim Ausatmen die Gesäßmuskeln an. Stellen Sie sich vor, Sie wollten Ihre Gesäßknochen zusammenziehen. Halten Sie die Position und zählen Sie bis 4. Atmen Sie ein und entspannen Sie die Muskeln wieder. Wiederholen Sie 10-mal.

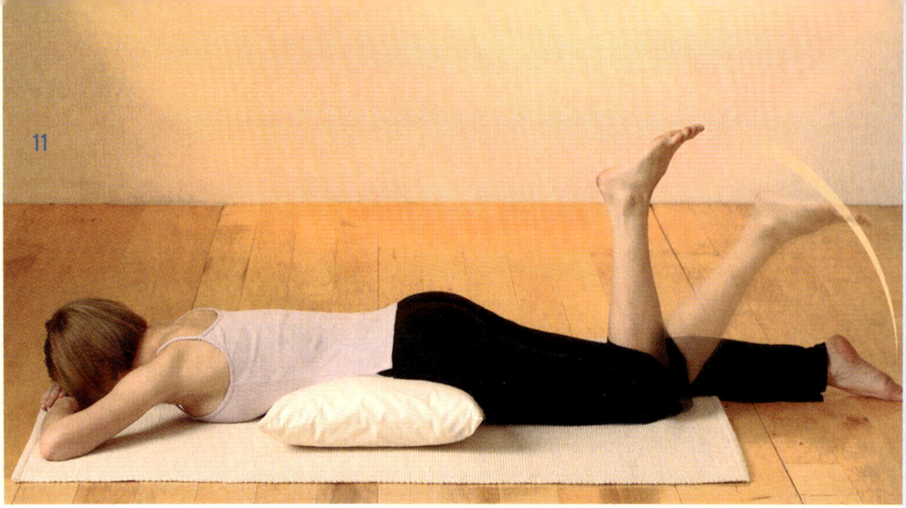

11

## OBERSCHENKELRÜCKSEITE

(11) Atmen Sie ein, beugen Sie beim Ausatmen langsam das linke Knie und führen Sie den Fuß in Richtung Gesäß, bis das Bein einen 90-Grad-Winkel bildet. Halten Sie Ihre Ferse auf der Geraden. Atmen Sie ein und senken Sie den Fuß wieder ab. Wechseln Sie die Seite und wiederholen Sie 10-mal mit jedem Bein.

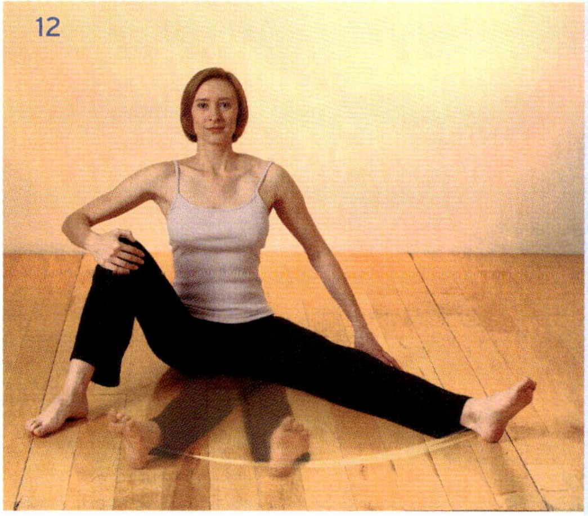

12

## ADDUKTOREN

Diese Übung strafft die Muskeln an der Oberschenkelinnenseite.

(12) Setzen Sie sich auf den Boden. Wenn Sie mehr Unterstützung im Rücken brauchen, lehnen Sie sich gegen das Bett. Grätschen Sie die Beine weit und beugen Sie das rechte Knie, halten Sie es dann mit der rechten Hand. Winkeln Sie die Füße an. Entspannen Sie Schultern und Nacken. Atmen Sie ein und führen Sie beim Ausatmen das gestreckte Bein zum gebeugten Bein. Beim Einatmen kehren Sie in die Ausgangsposition zurück. Wiederholen Sie die Übung 10-mal mit jedem Bein.

## SCHULTERHEBEN

So lösen Sie Verspannungen in Nacken und Schultern.

(13) Setzen Sie sich auf einen Stuhl oder Hocker und machen Sie zusammen mit dem Schulterheben ein paar Beckenboden-Übungen (vgl. S. 142). Atmen Sie ein, wenn Sie die Schultern heben und wieder aus, wenn Sie sie senken.

13

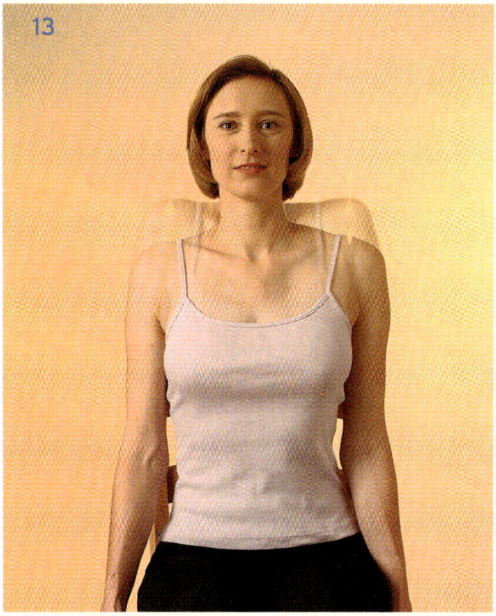

## SCHULTERKREISEN

(14) Legen Sie die Fingerspitzen auf die Schultern. Kreisen Sie beim Einatmen die Ellbogen nach vorne und beim Ausatmen nach hinten (wie abgebildet). Stellen Sie sich vor, Sie zeichnen mit den Ellbogen Kreise an eine Tafel.

14

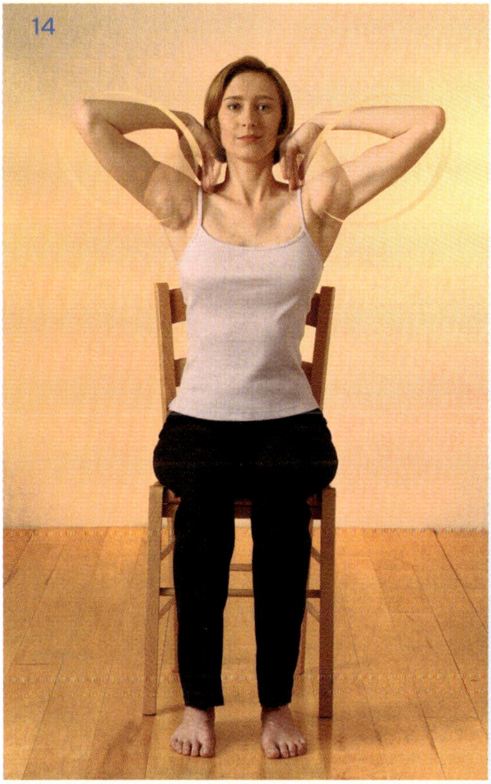

**KOSAK**

(15) Setzen Sie sich hin und halten Sie ein Buch vor sich; die Ellbogen zeigen vom Körper weg.

(16) Atmen Sie ein und führen Sie das Buch beim Ausatmen nach rechts.

(17) Atmen Sie ein und kehren Sie zur Mitte zurück. Beim nächsten Ausatmen führen Sie das Buch nach links.

15

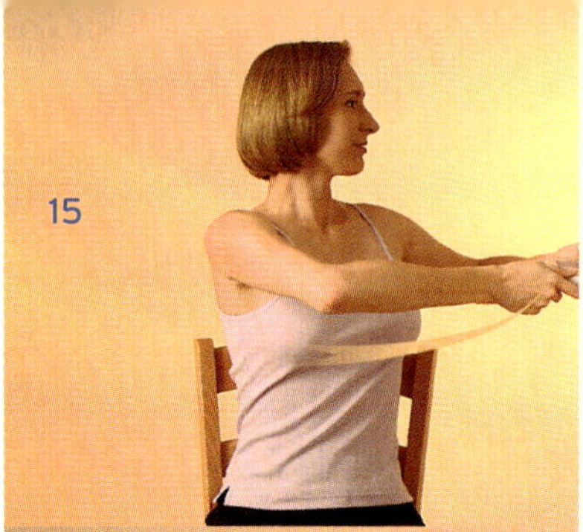

16

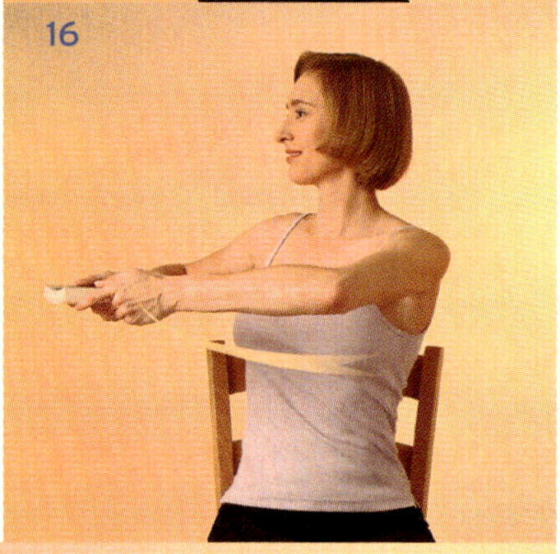

17

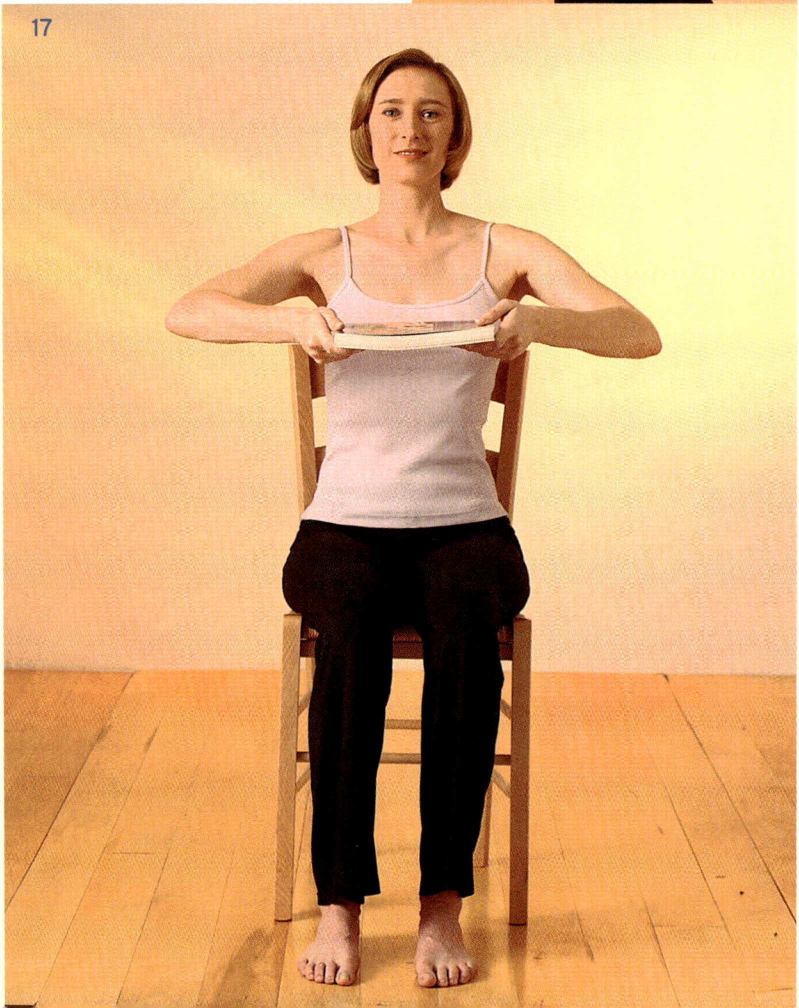

**STRECKEN DES OBERKÖRPERS**

(18) Legen Sie sich mit angewinkelten Knien auf den Rücken. Verschränken Sie die Arme über der Brust.

(19) Atmen Sie ein und führen Sie beim Ausatmen den linken Ellbogen nach links zum Boden. Atmen Sie ein und führen Sie beim Ausatmen die Arme zurück über die Mitte und zur anderen Seite. Setzen Sie die Bewegung von einer Seite zur anderen fort.

(20) Steigerung
Beginnen Sie wie in Schritt (18). Statt jedoch die Arme über die Körpermitte zu führen, lassen Sie sie über Ihrem Kopf entlangkreisen. Stellen Sie sich vor, Sie zeichnen einen Halbkreis auf den Boden.

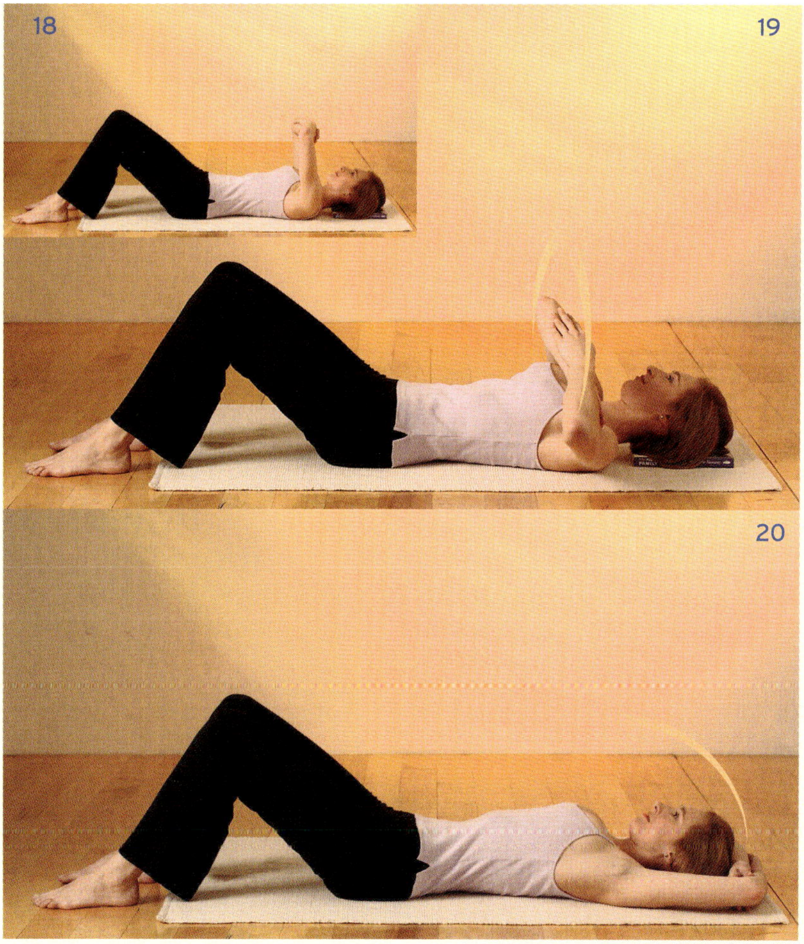

**DIE WINDMÜHLE** (21–23)

(21) Sie liegen auf dem Rücken, die Knie sind gebeugt, der Rücken ist flach, die Bauchmuskeln sind sanft in Richtung Boden gezogen. Strecken Sie nun beide Arme zur Decke.

(22) Atmen Sie ein. Strecken Sie beim Ausatmen den rechten Arm nach hinten über Ihren Kopf und senken Sie gleichzeitig den linken Arm neben Ihrem Körper ab. Beim nächsten Einatmen führen Sie beide Arme wieder nach oben.

(23) Atmen Sie aus und führen Sie den rechten Arm neben Ihren Körper und den linken Arm nach hinten über den Kopf. Wiederholen Sie die Folge 10-mal und wechseln Sie dabei die Arme ab.

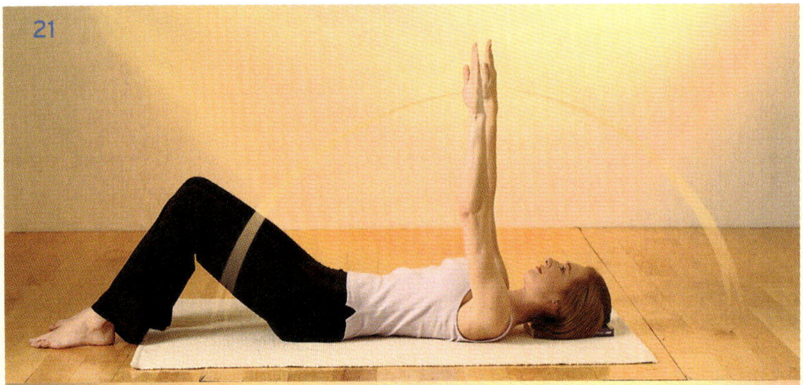
21

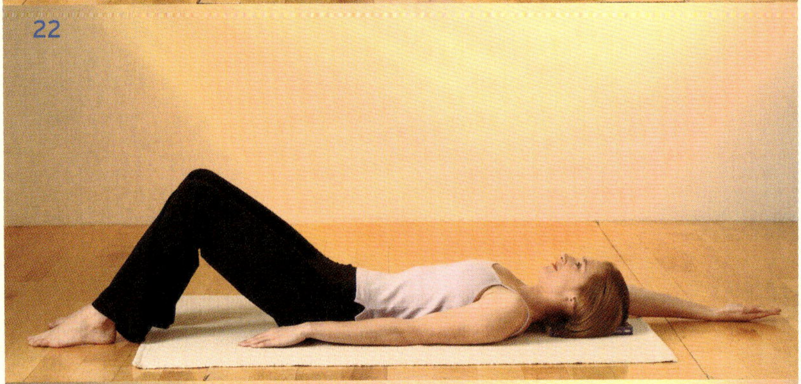
22

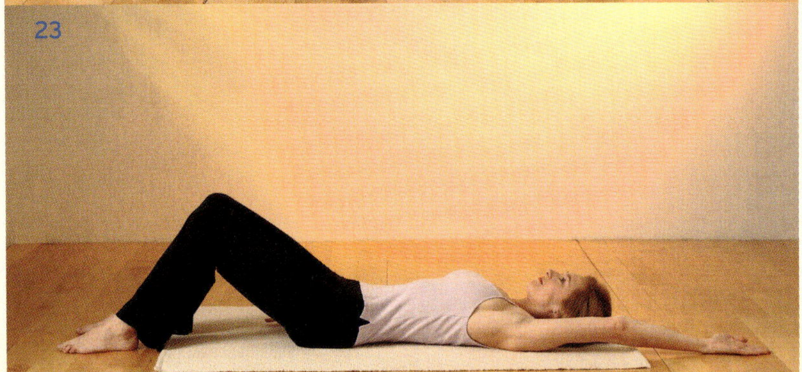
23

## FERSE AN DER WAND

(24–25)

So dehnen Sie die hintere Oberschenkelmuskulatur.

(24) Legen Sie sich auf den Rücken und stellen Sie eine Ferse gegen eine Wand. Halten Sie dabei ein Handtuch um die Ferse geschlungen. Stemmen Sie beim Einatmen die Ferse gegen die Wand und zählen Sie bis 4, gleichzeitig heben Sie Kopf, Schultern und oberen Rücken vom Boden – aber ohne den Oberkörper krumm zu machen.

(25) Beim Ausatmen ziehen Sie die Ferse von der Wand zurück, strecken das Bein und lassen Oberkörper, Kopf und Schultern sanft wieder zum Boden sinken. Wechseln Sie die Seiten und wiederholen Sie 10-mal mit jedem Bein.

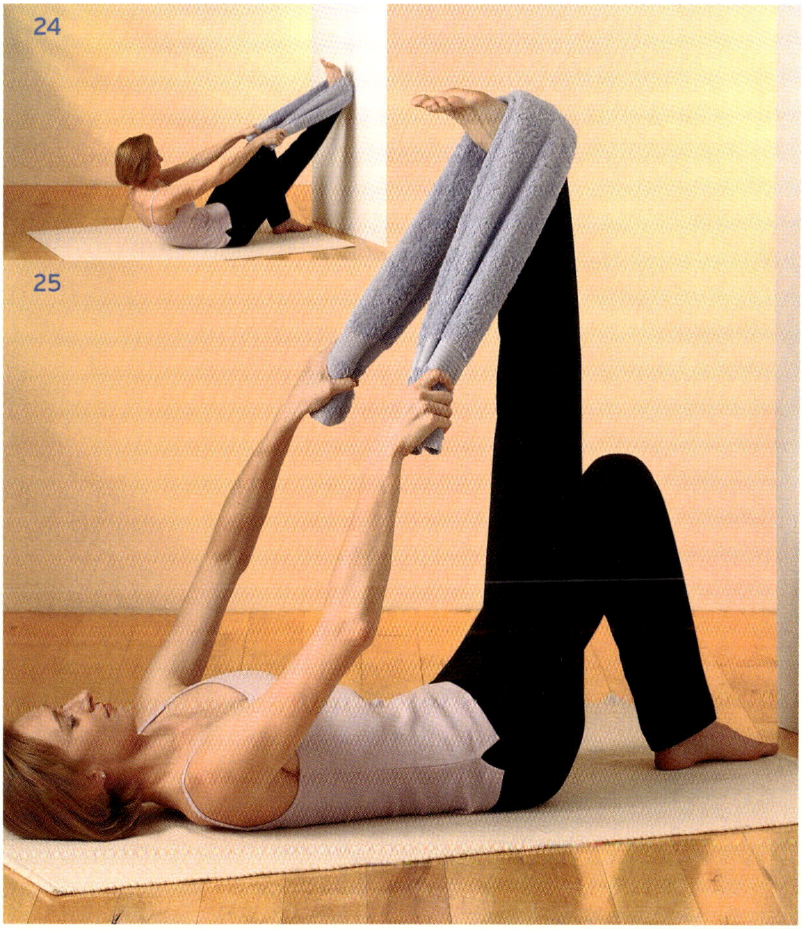

24

25

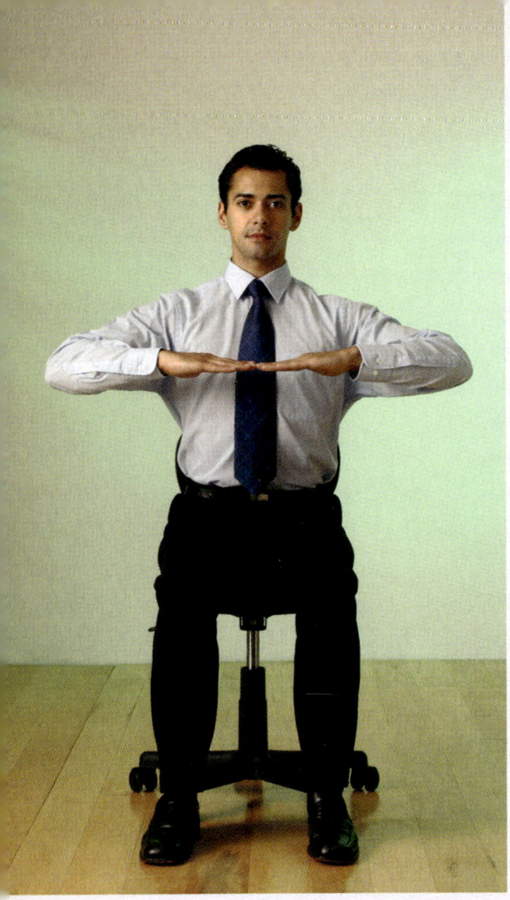

# Kapitel 4

## Pilates bei der Arbeit

*Ganz gleich, welche Art von Arbeit Sie verrichten, ob zu Hause oder im Büro, Pilates kann mit ein paar einfachen, jederzeit durchführbaren Übungen dazu beitragen, Ihren Körper zu stärken und zu straffen. Nehmen Sie sich einfach etwas Zeit, konzentrieren Sie sich auf Atmung und Haltung, und Sie werden sich schon bald souveräner und Ihren Aufgaben besser gewachsen fühlen.*

Dieses Kapitel behandelt zwei wichtige Themen: die körperliche Arbeit zu Hause und die häufigsten Bewegungs- und Haltungssituationen im Büro.

Im ersten Teil des Kapitels geht es um Dinge, die wir im Haushalt tun, wie z. B. Staubsaugen oder einen schweren Bräter aus dem Ofen holen. Die meisten Menschen erledigen solche Aufgaben in Eile und nehmen sich nicht die Zeit, einmal darüber nachzudenken, wie sie Gegenstände bewegen und mit ihnen hantieren. Dabei passiert es nur allzu leicht, dass Sie sich einem Verletzungsrisiko aussetzen, etwa wenn Sie sich mit durchgedrückten Knien bücken, obwohl es wesentlich gesünder wäre, sie dabei leicht zu beugen. Das Pilates-Programm für den Haushalt möchte Ihnen helfen, alle Körperpartien, die Sie bei der täglichen Hausarbeit besonders beanspruchen, zu stärken und zu straffen, um so möglichen Schäden vorzubeugen. Der zweite Teil dieses Kapitels beschäftigt sich mit den negativen Auswirkungen der Büroarbeit, wie z. B. der Gefahr von Schäden durch dauerhafte Überlastung (RSI-Syndrom) und diversen Haltungsproblemen, die durch langes Sitzen am Computer oder falsche Handhabung des Telefonhörers entstehen können.
Auch im Büro können Sie Pilates-Übungen machen, allein oder mit einem Kollegen als Übungspartner. Wechseln Sie sich dabei ab, sodass beide etwas davon haben. Die Übungen dienen der Entspannung und dem Stressabbau, und Sie benötigen dazu nur ein paar Dinge, die Ihnen in jedem Büro zur Verfügung stehen, wie einen Stuhl, Ihren Schreibtisch und eine Wasserflasche.

# Pilates bei der Hausarbeit

Die körperlichen Aktivitäten bei der Hausarbeit sind hauptsächlich Bücken, Heben, Strecken sowie Schieben und Ziehen – und viele Aufgaben erfordern eine Kombination dieser Bewegungen. Es ist nur zu verständlich, dass man versucht, die Dinge möglichst schnell zu erledigen, einfach um es hinter sich zu bringen und sich dann spannenderen Tätigkeiten zuzuwenden. Aber leider kann man sich leicht verletzen, z. B. indem man ein schweres Möbelstück auf die falsche Art und Weise hebt. Wenn Sie sich aber die Zeit nehmen, die häuslichen Arbeiten etwas achtsamer auszuführen, kann die Pilates-Methode das Verletzungsrisiko reduzieren und die Bewegungen durch Körperkräftigung und -straffung erleichtern. Ihre Aufgaben werden Ihnen mehr Spaß machen, denn Sie spüren schon bald, welche Wirkung die Übungen haben.

## Staubsaugen (Bodenstaubsauger)

Das Staubsaugen ist eine Kombination aus Bücken, Schieben und Ziehen. Sie müssen Druck ausüben, um die Düse über den Teppich zu bewegen, und sich vielleicht tief bücken, um unter niedrige Möbelstücke zu gelangen. Bei Bodenstaubsaugern ist oft mehr Krafteinsatz erforderlich als bei Handstaubsaugern, und damit beugt man automatisch den Rücken.

**STAUBSAUGEN AUF FREIEN FLÄCHEN** (01–02)

Versuchen Sie, langsame rhythmische Bewegungen zu machen, anstatt es widerwillig und gehetzt hinter sich zu bringen.

(01) Dies ist die falsche Art, staubzusaugen, und viele schädigen so ihren Rücken. Der Rumpf ist vornübergebeugt und krumm, sodass die natürliche Kurve der Wirbelsäule verschoben ist. Die durchgestreckten Beine erhöhen noch die Belastung.

(02) So ist es richtig: Beugen Sie ein Knie und verlagern Sie Ihr Gewicht darauf. Bewegen Sie den ganzen Körper und nicht nur den Arm. Atmen Sie ein und schieben Sie beim Ausatmen das Rohr von sich weg. Spannen Sie die Bauchmuskeln an und ziehen Sie beim Einatmen das Rohr wieder zu sich heran.

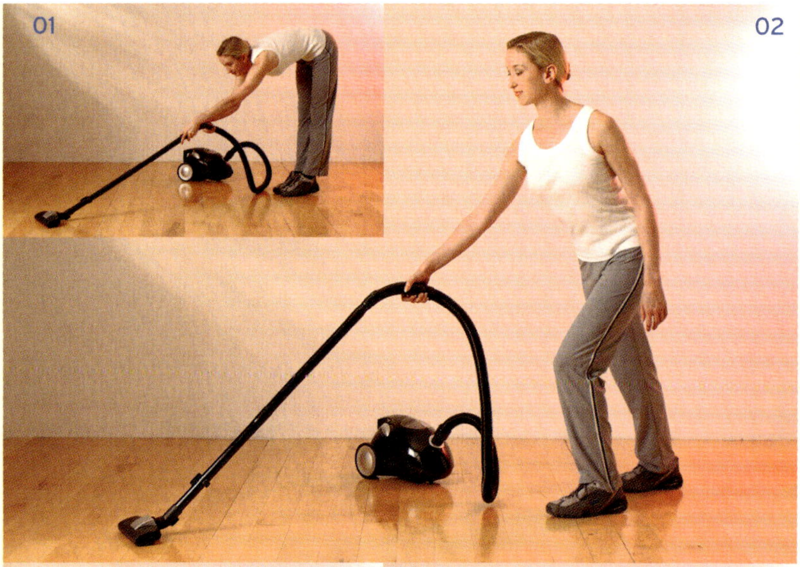


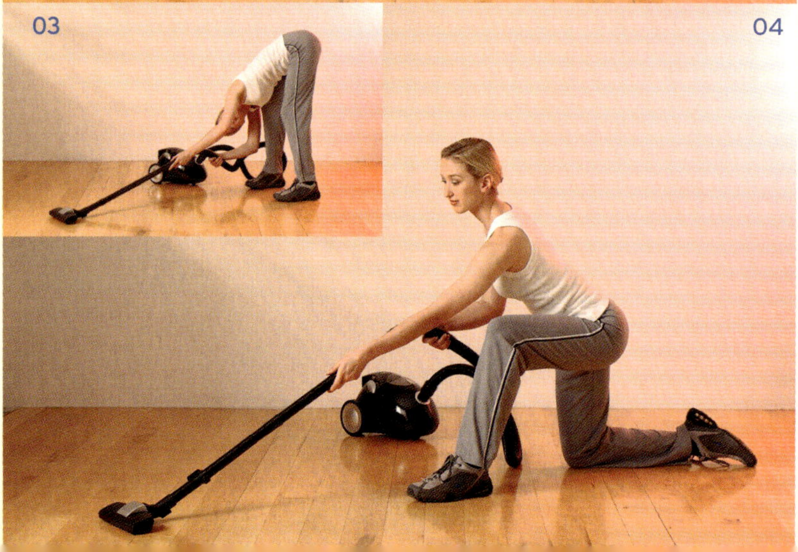

**STAUBSAUGEN UNTER MÖBELSTÜCKEN**

(03) Wenn Sie unter niedrigen Möbeln (wie z. B. Betten) staubsaugen, widerstehen Sie der Versuchung, sich einfach mit gestreckten Beinen und dem Kopf nach unten vorzubeugen.

(04) Gehen Sie in die Hocke oder beugen Sie ein Knie. Atmen Sie ein und schieben Sie beim Ausatmen das Rohr von sich weg. Spannen Sie dabei die Bauchmuskeln an. Beim Einatmen ziehen Sie das Rohr wieder zu sich heran.

## Möbel rücken

Wenn Sie allein sind, sollten Sie keine Möbelstücke heben, die zu schwer sind, um sie ohne größere Anstrengung von der Stelle zu bewegen. Warten Sie, bis Ihnen jemand helfen kann. Wenn Sie es allein schaffen, beugen Sie sich nicht vor, sondern gehen Sie in die Hocke oder auf ein Knie. Benutzen Sie beide Hände und bewegen Sie sich langsam.

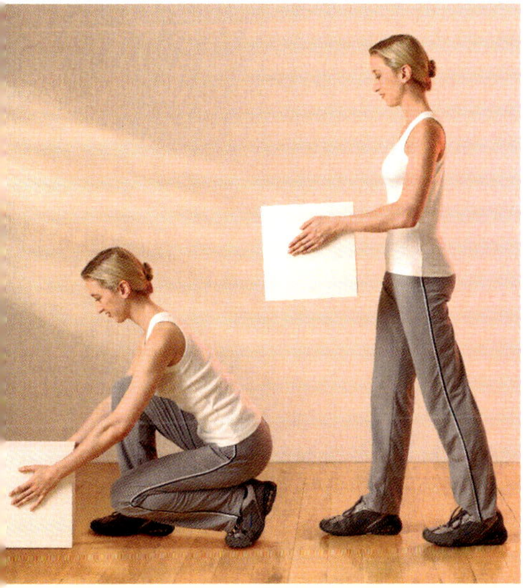

**EINE SCHWERE KISTE HEBEN**

Machen Sie nicht den Fehler, sich mit gestreckten Beinen und rundem Rücken vorzubeugen. Atmen Sie ein und gehen Sie beim Ausatmen in die Hocke. Greifen Sie die Kiste mit beiden Händen. Halten Sie Ihren Rücken gerade und den Bauch eingezogen. Atmen Sie ein und kommen Sie beim Ausatmen wieder hoch. Halten Sie den Rücken aufrecht und Ihr Körpergewicht ausbalanciert.

### EINEN TISCH VERRÜCKEN

Versuchen Sie nicht, alleine einen Tisch zu bewegen. Sie brauchen dazu mindestens einen Helfer. Lehnen Sie sich nicht mit rundem Rücken und gestreckten Beinen vor. Beugen Sie die Knie, halten Sie den Rücken gerade und Ihr Körpergewicht ausbalanciert. Atmen Sie beim Heben aus und ziehen Sie dabei den Bauch ein.

## Gegenstände erreichen

Ein Gegenstand, den Sie nicht erreichen können, wenn Sie mit dem ganzen Fuß auf dem Boden stehen, ist definitiv zu hoch. Versuchen Sie nicht, sich noch weiter zu strecken. Holen Sie sich lieber eine kleine Trittleiter oder einen stabilen Hocker. Achten Sie darauf, keinen Gegenstand zu heben, der zu schwer ist, damit Sie sich nicht hintenüberbeugen müssen und vielleicht das Gleichgewicht verlieren. Wenn Sie mehrere einzelne Gegenstände aus einem oberen Schrankfach herausnehmen möchten, heben Sie sie nicht alle auf einmal, sondern steigen Sie mehrmals auf und ab.

## Dinge aus einem niedrigen Ofen holen

Wenn Sie einen schweren Schmortopf aus einem niedrigen Ofen holen, befinden Sie sich in einer nicht ganz ungefährlichen Situation. Gehen Sie langsam, auch wenn Ihre Gäste warten müssen, und tragen Sie dicke Ofenhandschuhe. Achten Sie darauf, dass Sie Topf und Deckel fest im Griff haben.

### BÜGELN (Foto rechts)

Sorgen Sie dafür, dass das Bügelbrett die richtige Höhe hat und Sie sich nicht drehen müssen, um Dinge zu erreichen. Wenn Sie müde sind, stellen Sie das Brett niedriger ein und bügeln Sie im Sitzen.

(01) Dieses Bügelbrett ist zu niedrig. Der Rücken ist gebeugt, Schultern und Oberkörper sind unbequem gekrümmt, es entsteht zu viel Druck nach unten. Nacken und Hände sind verspannt. Dadurch lässt sich das Bügeleisen nicht mehr leicht führen.

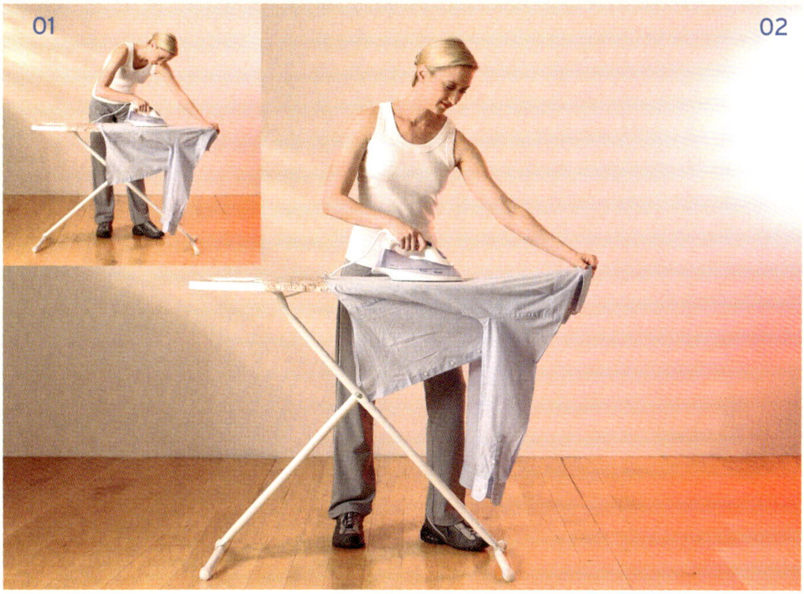


(02) Wenn das Bügelbrett die richtige Höhe hat, verteilt sich das Körpergewicht gleichmäßiger, der Rücken bleibt gerade und die Schultern entspannt. Das linke Bein sollte leicht auswärts gedreht sein. Spannen Sie die Bauchmuskeln an.

## Pilates erleichtert die Hausarbeit

Die Pilates-Übungen für die Hausarbeit auf den nächsten Seiten kräftigen und straffen Ihren Körper, damit Sie die wichtigsten Haushaltsaufgaben leichter und sicherer ausführen können. Machen Sie mal Pause von Ihren Pflichten und nehmen Sie sich Zeit für einige Übungen – wann immer es in Ihren Tagesplan passt.

### *Allgemeine Tipps*

- Tragen Sie lockere, bequeme Kleidung.
- Nehmen Sie sich Zeit, die Aufgaben bewusst zu erledigen. Hetzen Sie sich nicht, nur um es schnell hinter sich zu haben.
- Pilates hilft Ihnen, die benötigten Muskeln zu kräftigen.

### *Zur Erinnerung*

- Halten Sie während der gesamten Übung den Bauch eingezogen.
- Bereiten Sie sich beim Einatmen auf die Bewegung vor.
- Beim Ausatmen führen Sie die Bewegung durch.

## PILATES-PROGRAMM FÜR DEN HAUSHALT (01-32)

Sie brauchen diese Übungen nicht alle auf einmal zu machen. Das Training soll nicht zur Pflicht werden wie Ihre Hausarbeit: Teilen Sie sich das Programm in kleinere Portionen ein.

### CURL (01-02)

Diese Übung trainiert Ihre Bauchmuskeln. Kräftige Bauchmuskeln unterstützen Ihren Rücken bei jeder Tätigkeit im Haushalt.

(01) Legen Sie sich mit angewinkelten Beinen auf den Rücken, ein zusammengerolltes Handtuch oder ein Buch stützt Ihren Kopf. Klemmen Sie ein kleines Kissen zwischen Ihre Knie. Das bringt Sie dazu, die Oberschenkelinnenseiten mitzubenutzen und das Becken ruhig zu halten. Lockern und lösen Sie alle Spannungen im Oberkörper. Legen Sie beide Hände auf die Oberschenkel.

(02) Atmen Sie ein und ziehen Sie beim Ausatmen den Bauch ein.

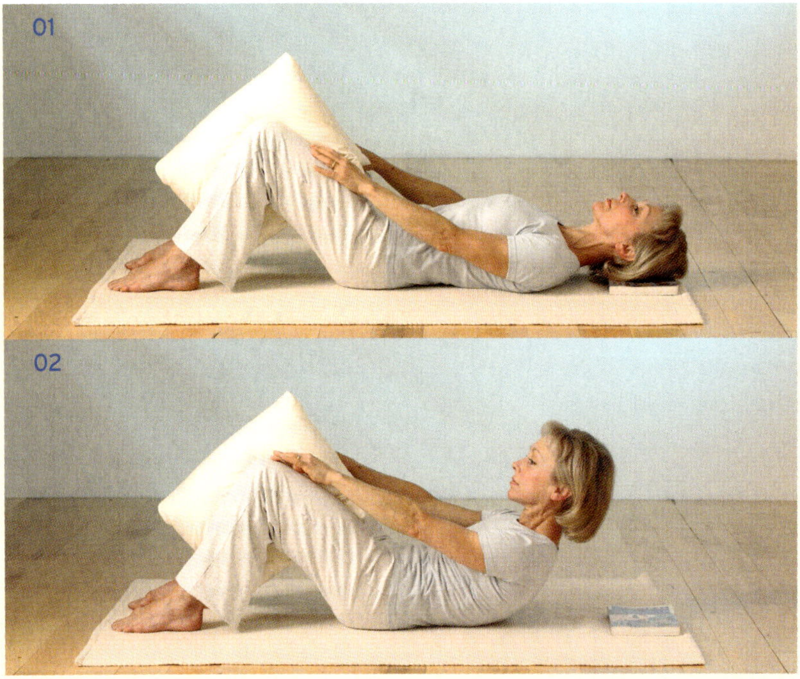

Lassen Sie Ihre Finger langsam den Oberschenkel entlang nach oben wandern und heben Sie dabei Kopf und Schultern vom Boden. Wenn Sie nicht mehr weiterkommen, atmen Sie wieder ein, ziehen Sie beim Ausatmen den Bauch ein und rollen Sie langsam wieder zurück. Wiederholen Sie diese Folge 10-mal.

**SCHRÄGE SIT-UPS** (03 – 04)
Diese Übung stabilisiert das Becken und den unteren Rücken, damit Sie sich sicher drehen und wenden können, wenn Sie Haushaltsaufgaben erledigen.

(03) Legen Sie sich mit aufgestellten Beinen auf den Rücken und klemmen Sie ein Kissen zwischen Ihre Knie. Dies bewirkt, dass Sie die Oberschenkelmuskeln mitbenutzen und das Becken ruhig halten. Legen Sie sich ein zusammengerolltes Handtuch oder ein Buch unter den Kopf. Legen Sie die Hände in den Nacken und heben Sie die Ellbogen vom Boden.

(04) Atmen Sie ein und ziehen Sie beim Ausatmen den Bauch ein. Führen Sie Kopf und Schultern diagonal zum linken Knie. Atmen Sie wieder ein und kehren Sie in die Ruheposition zurück. Wiederholen Sie auf der anderen Seite und machen Sie die gesamte Übungsfolge 10-mal.

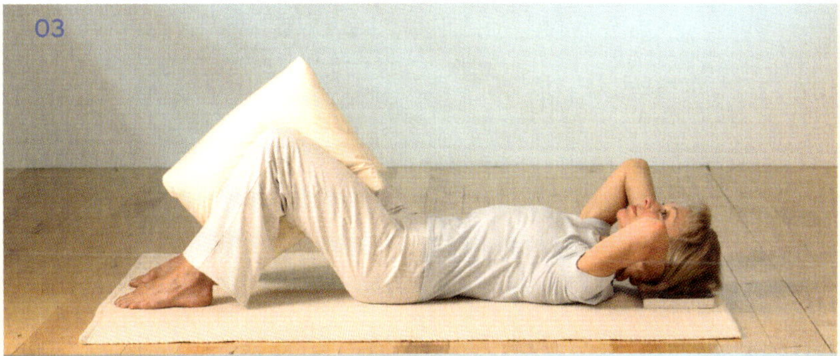


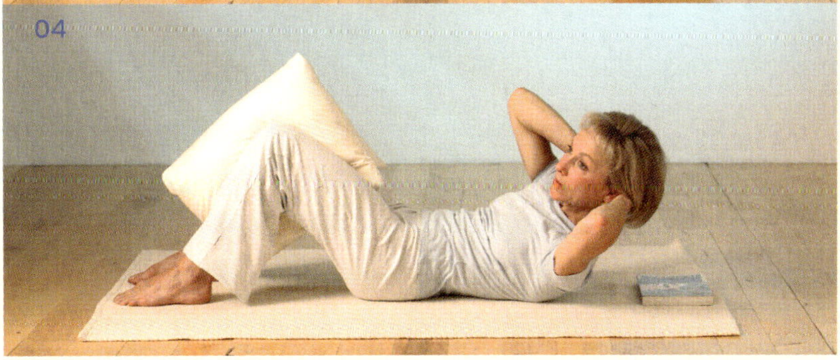

**SCHRÄGE SIT-UPS – VARIANTE** (05–06)

(05) Wiederholen Sie Schritt (03) wie bei den normalen schrägen Sit-ups.

(06) Atmen Sie ein und ziehen Sie beim Ausatmen den Bauch ein. Führen Sie Kopf und Schultern diagonal zum linken Knie. Nehmen Sie dann langsam die rechte Hand vom Kopf und strecken Sie sie zum Knie; versuchen Sie dabei, noch etwas höher zu kommen. Atmen Sie ein, legen Sie Ihre rechte Hand wieder hinter den Kopf und kehren Sie in die Ausgangsposition zurück. Wechseln Sie 10-mal die Seite.

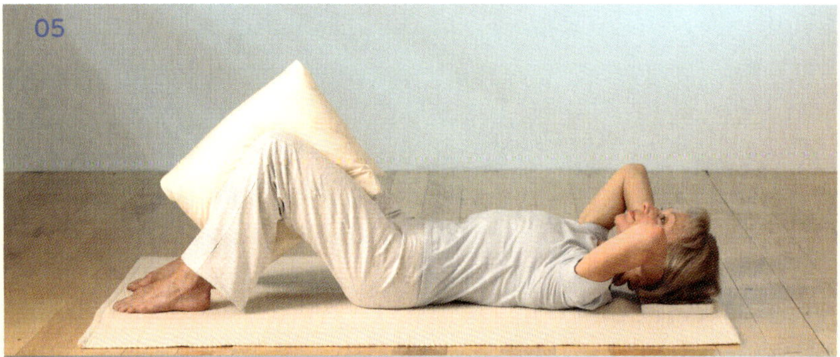


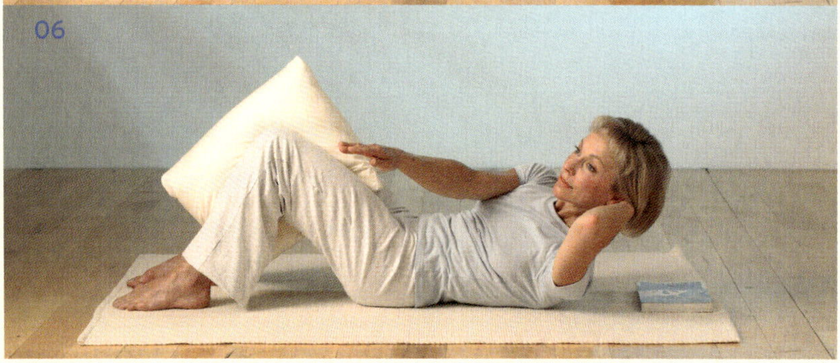

**RÜCKENSTRECKEN** (07–08)
Mit dieser Übung kräftigen Sie die Muskeln unterhalb der Schulterblätter und stabilisieren den Oberkörper.

(07) Setzen Sie sich auf einen Stuhl oder Hocker. Die Arme hängen locker an den Seiten herab, der Hals ist lang, die Schultern sind entspannt. Ihre Füße stehen flach am Boden und zeigen nach vorne, Ihre Oberschenkel sind parallel. Atmen Sie ein und strecken Sie beim Ausatmen sanft die Hände nach unten, drehen Sie die Arme nach innen und strecken Sie sie nach hinten. Achten Sie darauf, dass Ihr Oberkörper unverändert bleibt. Wiederholen Sie 10-mal.

07

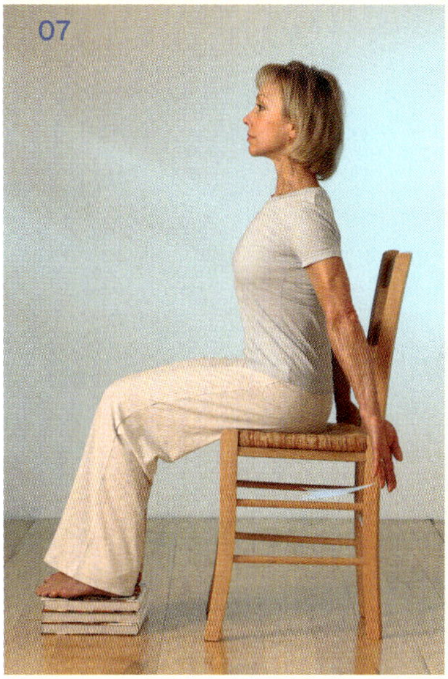

**KISSEN DRÜCKEN** (08)
Diese Übung kräftigt den mittleren und oberen Rücken für Aufgaben, bei denen Sie sich nach oben strecken müssen.

(08) Klemmen Sie ein Kissen unter Ihren rechten Arm. Atmen Sie ein und drücken Sie es beim Ausatmen an den Körper. Wechseln Sie die Seite und wiederholen Sie auf jeder Seite 10-mal.

08

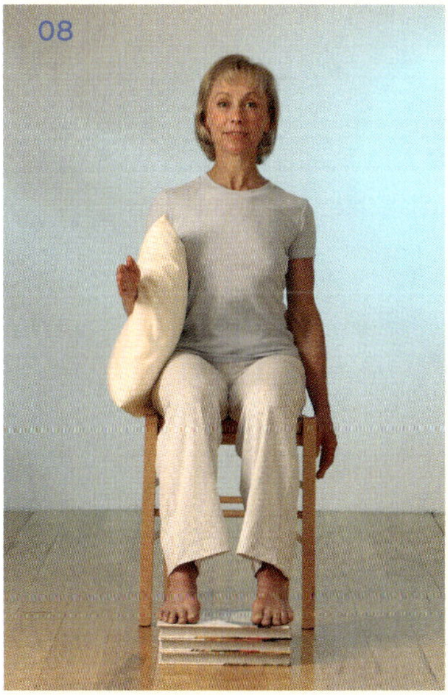

**SEITLICHE DEHNUNG IM SITZEN** (09–10)
Diese Übung fördert die allgemeine Beweglichkeit und Fitness.

(09) Setzen Sie sich seitlich auf einen Stuhl, die linke Seite zeigt zur Lehne, und halten Sie sich mit der rechten Hand an der Lehne fest. Ihre Oberschenkel sollten parallel zum Boden sein. Wenn nötig, erhöhen Sie Ihre Füße mit einer Fußbank oder einem Stapel Bücher. Heben Sie den linken Arm leicht gebogen über den Kopf. Halten Sie den Rücken gerade und ziehen Sie den Bauch ein.

(10) Atmen Sie ein. Lehnen Sie beim Ausatmen den Oberkörper nach rechts und drehen Sie den Kopf in dieselbe Richtung. Achten Sie darauf, sich nicht zu weit vom Stuhl wegzulehnen. Atmen Sie wieder ein und kehren Sie zur Mitte zurück. Wiederholen Sie 4-mal und wechseln Sie dann auf die andere Seite.

09

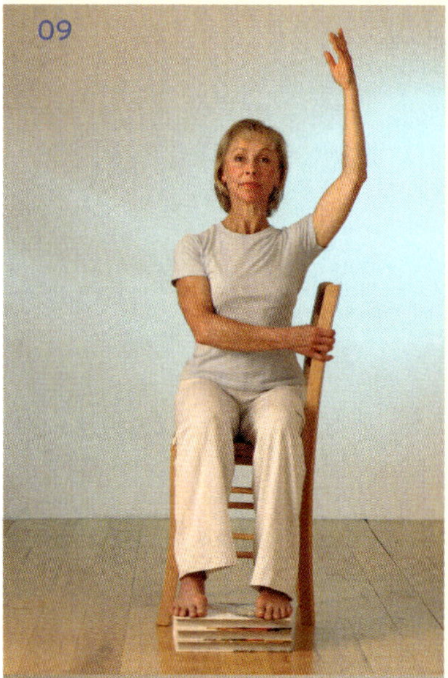

10

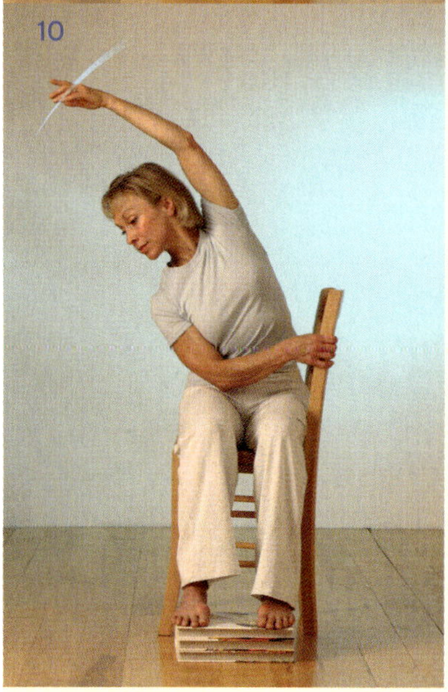

**CURL FÜR DIE OBERSCHENKEL** (11–12)
Damit kräftigen Sie alle Muskeln von der Kniekehle bis zum Gesäß.

(11) Legen Sie sich mit dem Bauch auf ein Kissen, lassen Sie den Kopf auf Ihrer rechten Hand ruhen und strecken Sie den linken Arm aus.

(12) Atmen Sie ein und beugen Sie beim Ausatmen langsam das linke Bein bis zu einem Winkel von 90 Grad. Stellen Sie sich dabei vor, dass Ihre Ferse in einer geraden Linie zu Ihrer linken Hand gezogen wird. Atmen Sie wieder ein und senken Sie den Fuß ab. Wiederholen Sie die Übung 10-mal mit dem linken Bein und wechseln Sie dann die Seite.

**KOBRA** (13–14)
Diese Übung kräftigt die Muskeln im unteren Rücken. (Überdehnen Sie sich nicht!)

(13) Legen Sie sich auf den Bauch, diesmal ohne das Kissen. Winkeln Sie die Arme an, die Handflächen zeigen zum Boden. Spannen Sie das Gesäß leicht an.

(14) Atmen Sie ein und heben Sie mit dem Ausatmen langsam den Oberkörper vom Boden. Lassen Sie dabei die Wirbelsäule lang und die Arme unverändert. Atmen Sie ein und kehren Sie in die Ausgangsposition zurück. Wiederholen Sie 10-mal.

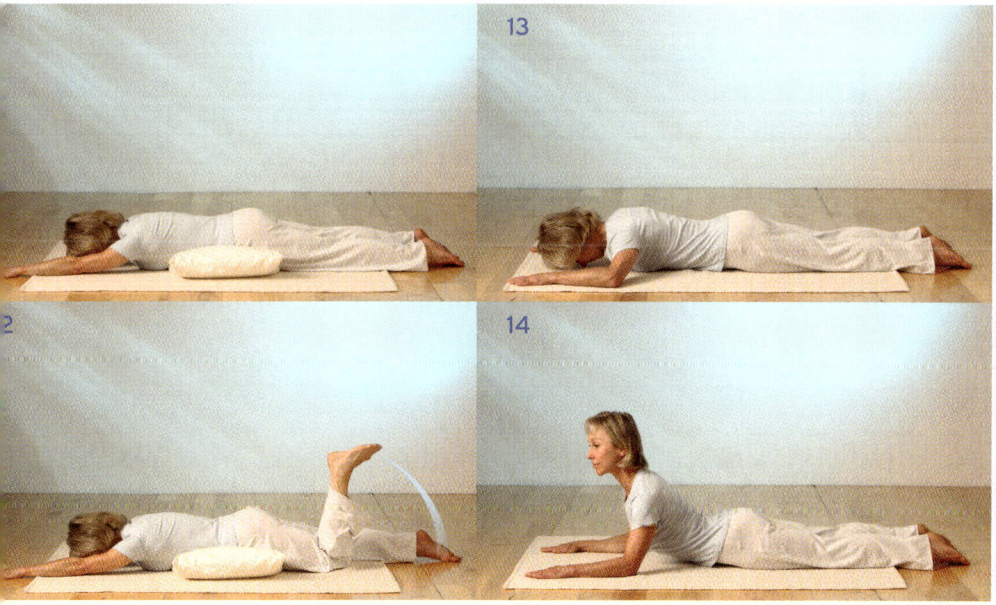

### OBERSCHENKEL INNEN

(15) Legen Sie sich auf die linke Seite, Hüften und Schultern sind auf einer Linie. Legen Sie ein Kissen unter Ihr rechtes Knie und ein weiteres zwischen Kopf und linken Arm. Stützen Sie Ihre Taille mit einem zusammengerollten Handtuch. Strecken Sie das linke Bein lang aus.

(16) Atmen Sie ein und ziehen Sie beim Ausatmen den Bauch ein. Strecken und heben Sie das untere Bein, das Knie zeigt nach vorne. Atmen Sie ein und senken Sie es wieder ab. Dies ist eine fließende Bewegung. Wiederholen Sie die Übung 10-mal und wechseln Sie dann auf die andere Seite.

### OBERSCHENKEL AUSSEN

(17) Beugen Sie das linke Bein und legen Sie ein großes Kissen unter den angezogenen rechten Fuß. Stemmen Sie die rechte Hand in die Hüfte.

(18) Atmen Sie ein und ziehen Sie beim Ausatmen den Bauch ein. Halten Sie das rechte Bein parallel und heben Sie es so hoch wie möglich, ohne die Position der Hüfte zu verändern. Atmen Sie ein und senken Sie es wieder ab. Wiederholen Sie 10-mal auf jeder Seite.

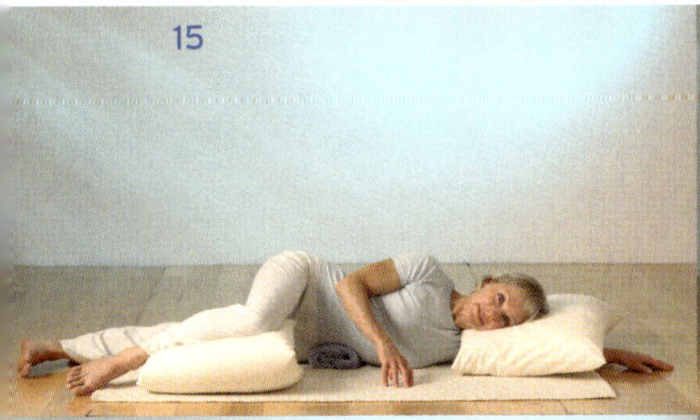
15

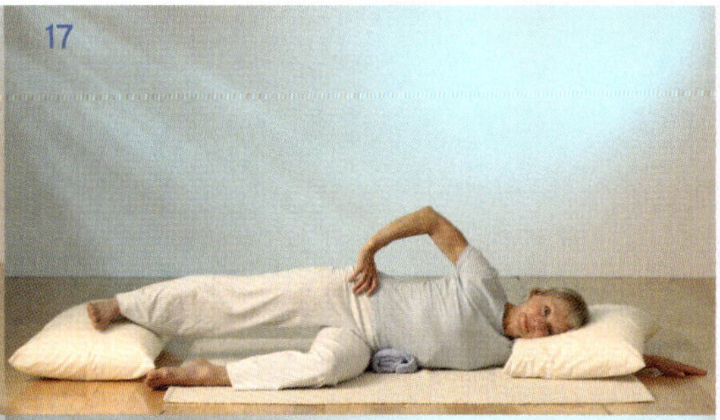
17

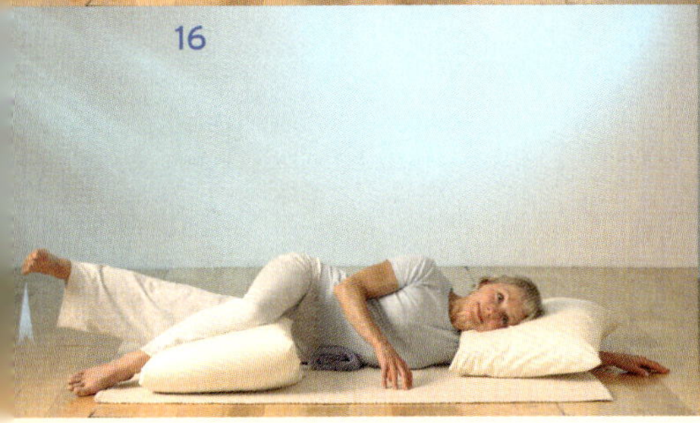
16

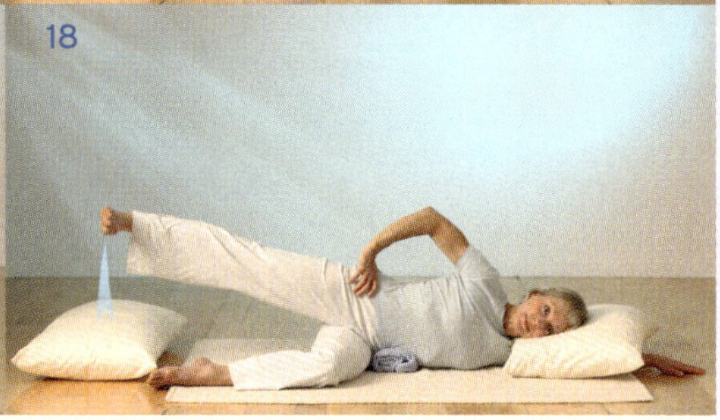
18

### KRÄFTIGUNG DER VORDEREN OBERSCHENKELMUSKELN (QUADRIZEPS)

(19–20)
Darüber hinaus trainieren Sie mit dieser Übung die Wadenmuskeln und machen die Fußgelenke kräftiger und beweglicher.

(19) Legen Sie sich auf den Rücken und stützen Sie Kopf und Schultern mit einem großen Kissen ab. Legen Sie das linke Bein über ein weiteres Kissen, der Fuß ist angewinkelt. Beugen Sie das rechte Knie und stemmen Sie den rechten Fuß auf den Boden. Dadurch stabilisieren Sie während der Übung das Becken.

(20) Heben Sie langsam den angewinkelten Fuß, bis das Bein gerade ist. Strecken Sie die Zehen, jedoch ohne dabei das Knie zu beugen. Halten Sie diese Stellung einige Sekunden lang. Winkeln Sie den Fuß dann wieder an und senken Sie das Bein langsam in die Ausgangsposition ab. Wiederholen Sie 10-mal mit jedem Bein.

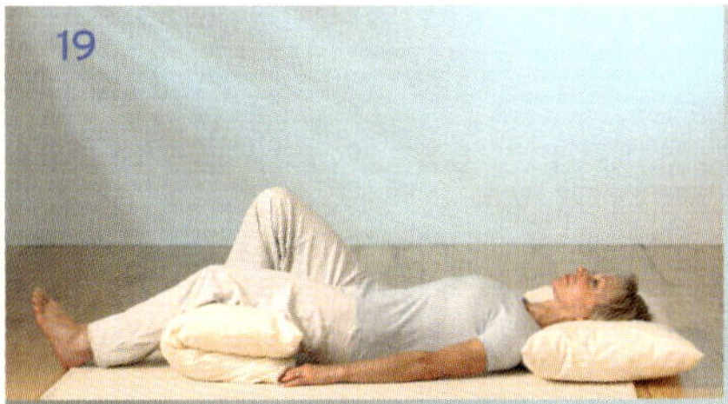
19

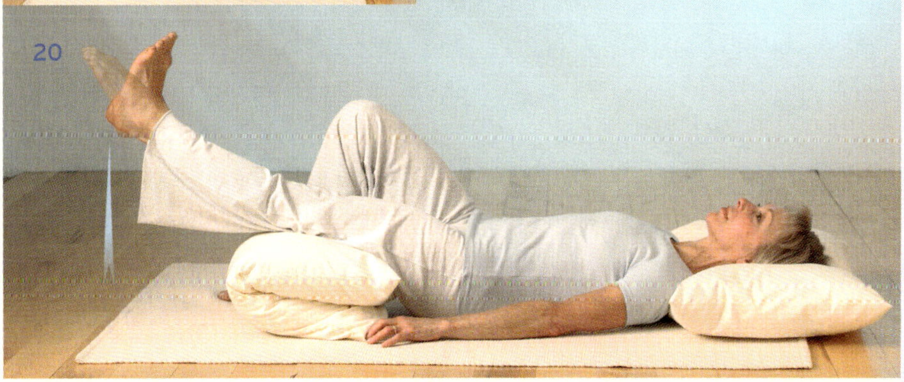
20

**KRÄFTIGUNG DES RÜCKENS**

(21) Stellen Sie sich mit dem Gesicht zu einer Wand und halten Sie den Rücken gerade. Legen Sie Ihre einwärts gedrehten Handflächen auf Schulterhöhe gegen die Wand, die Fingerspitzen berühren sich, die Ellbogen zeigen nach außen. Je nach Länge Ihrer Oberarme müssen Sie eventuell die Fingerspitzen ein wenig voneinander entfernen.

(22) Atmen Sie ein und lehnen Sie sich gegen die Wand. Atmen Sie aus und kehren Sie in die Ausgangsposition zurück.

(23) Beim nächsten Einatmen wandern Sie mit den Fingern nach oben, bis Ihre Arme gestreckt sind, ohne dass Sie die Schultern heben. Atmen Sie aus und kehren Sie in die Ausgangsposition zurück.

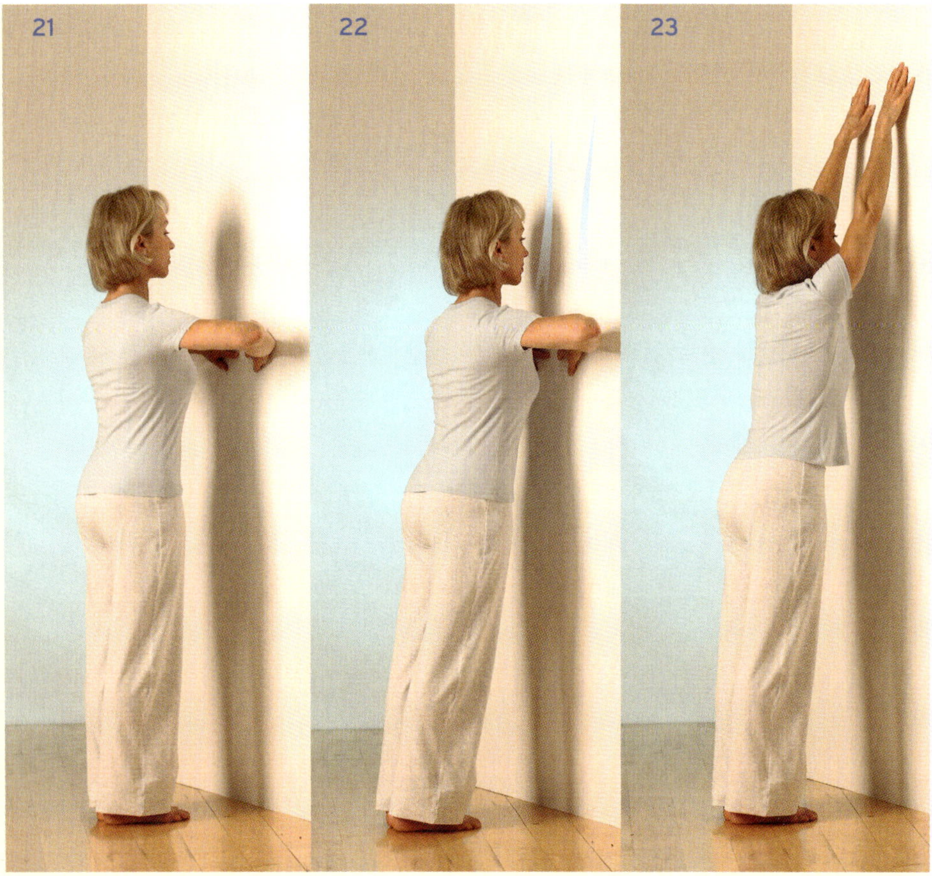

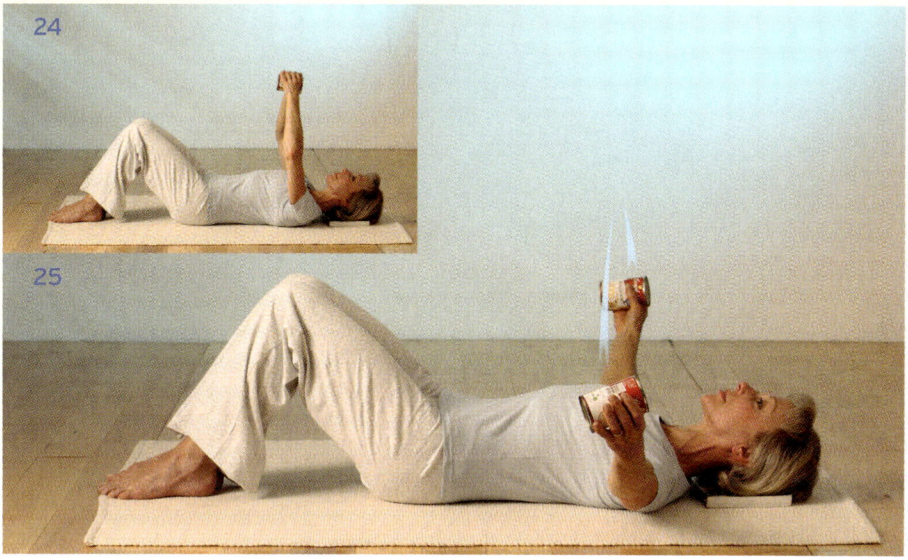


## KRÄFTIGUNG DER ARME
(24–32)

Wenn Ihre Muskeln nicht straff und durchtrainiert sind, entsteht zu viel Druck auf die Gelenke. So können Sie sich z. B. beim Heben schwerer Möbelstücke Bänder- oder Gelenkbeschwerden zuziehen.

### BRUSTMUSKELN (24–25)

(24) Legen Sie sich mit angewinkelten Knien auf den Rücken, die Füße stehen hüftbreit auseinander. Achten Sie darauf, dass Ihr Rücken sich in einer natürlichen Position befindet und dass Nacken und Schultern entspannt sind. Halten Sie eine Konservendose in jeder Hand, runden Sie die Arme und halten Sie die Hände auf Brusthöhe.

(25) Atmen Sie ein und spannen Sie die Bauchmuskeln an. Öffnen Sie beim Ausatmen die Arme zu den Seiten, halten Sie sie dabei gerundet. Atmen Sie ein und kehren Sie in die Ausgangsposition zurück. Wiederholen Sie 10-mal. (Diese Übung können Sie auch mit umgekehrter Atmung ausführen.)

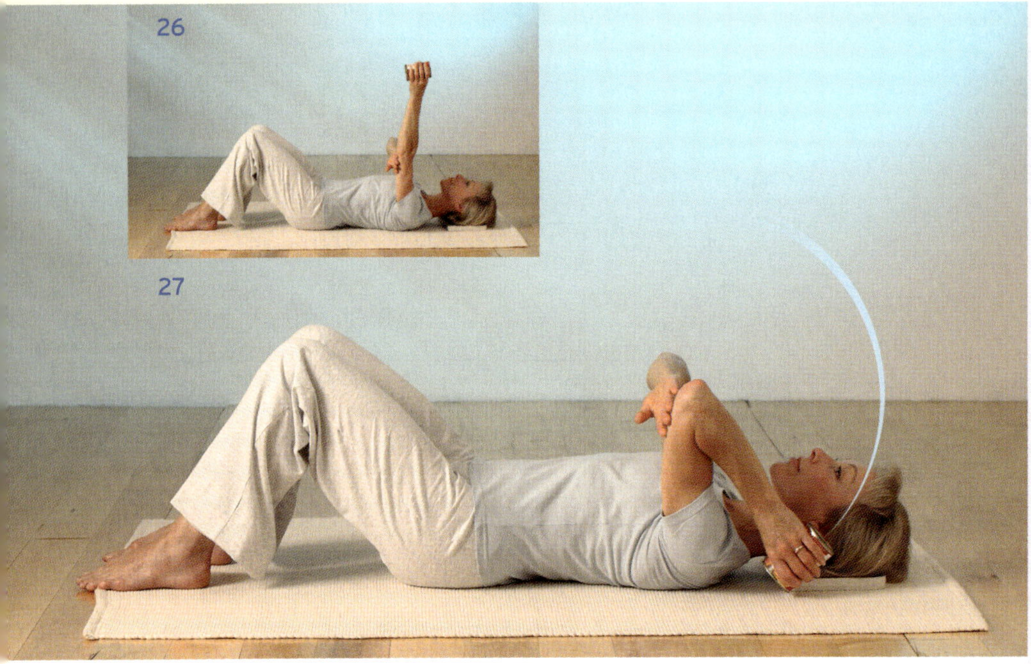


**TRIZEPS** (26–27)
Betrachten Sie diese Übung als ein «kosmetisches» Straffen der Oberarmrückseiten.

(26) Sie liegen immer noch mit angewinkelten Knien auf dem Rücken, die Füße flach am Boden. Strecken Sie Ihren linken Arm mit der Konservendose nach oben und legen Sie Ihre rechte Hand zur Unterstützung hinter den Ellbogen.

(27) Atmen Sie ein und spannen Sie die Bauchmuskeln an. Senken Sie langsam die linke Hand zur linken Schulter. Atmen Sie aus und führen Sie sie wieder langsam nach oben in die Ausgangsposition zurück. Wiederholen Sie auf der anderen Seite, halten Sie dabei die Dose in der rechten Hand und stützen Sie den Ellbogen mit der linken. Machen Sie die Folge 10-mal.

**BIZEPS** (28–30)

(28) Setzen Sie sich auf einen Stuhl oder Hocker und halten Sie eine Konservendose in jeder Hand. Erhöhen Sie Ihre Füße, bis Ihre Oberschenkel parallel zum Boden sind.

(29) Atmen Sie ein, drehen Sie beim Ausatmen langsam die rechte Hand und beugen Sie sanft den rechten Arm im Ellbogen, um die Dose zur Schulter zu heben. Atmen Sie ein und kehren Sie in die Ausgangsposition zurück. Wechseln Sie die Arme und wiederholen Sie 10-mal auf jeder Seite.

(30) Wenn Sie schon geübter sind, können Sie die Arme gleichzeitig im Wechsel heben und senken.

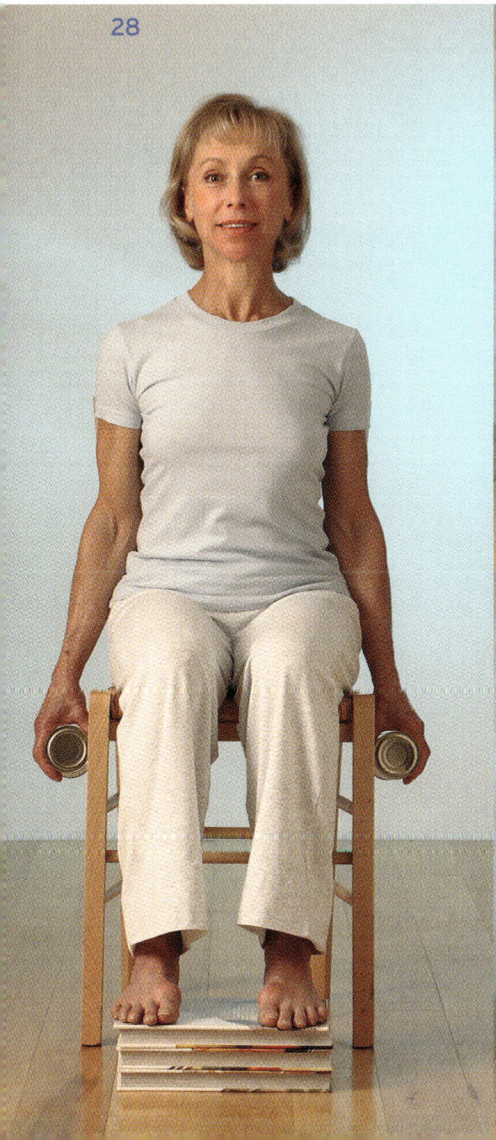
28

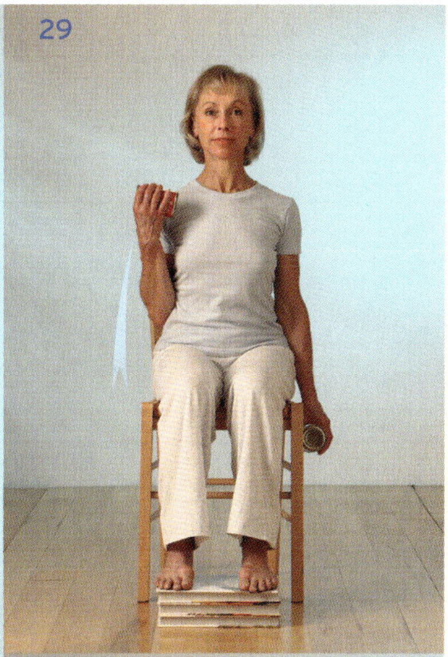
29

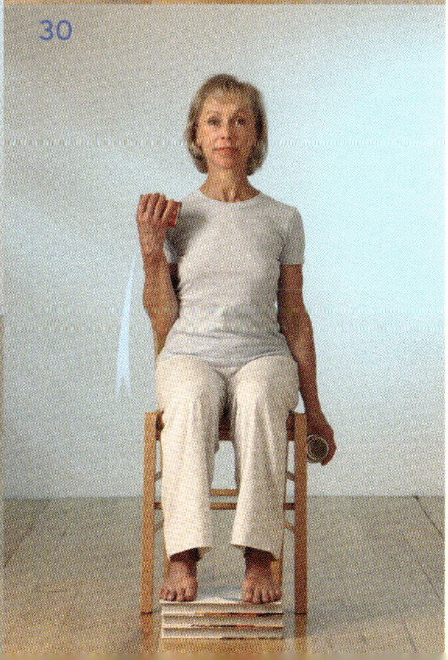
30

31

32

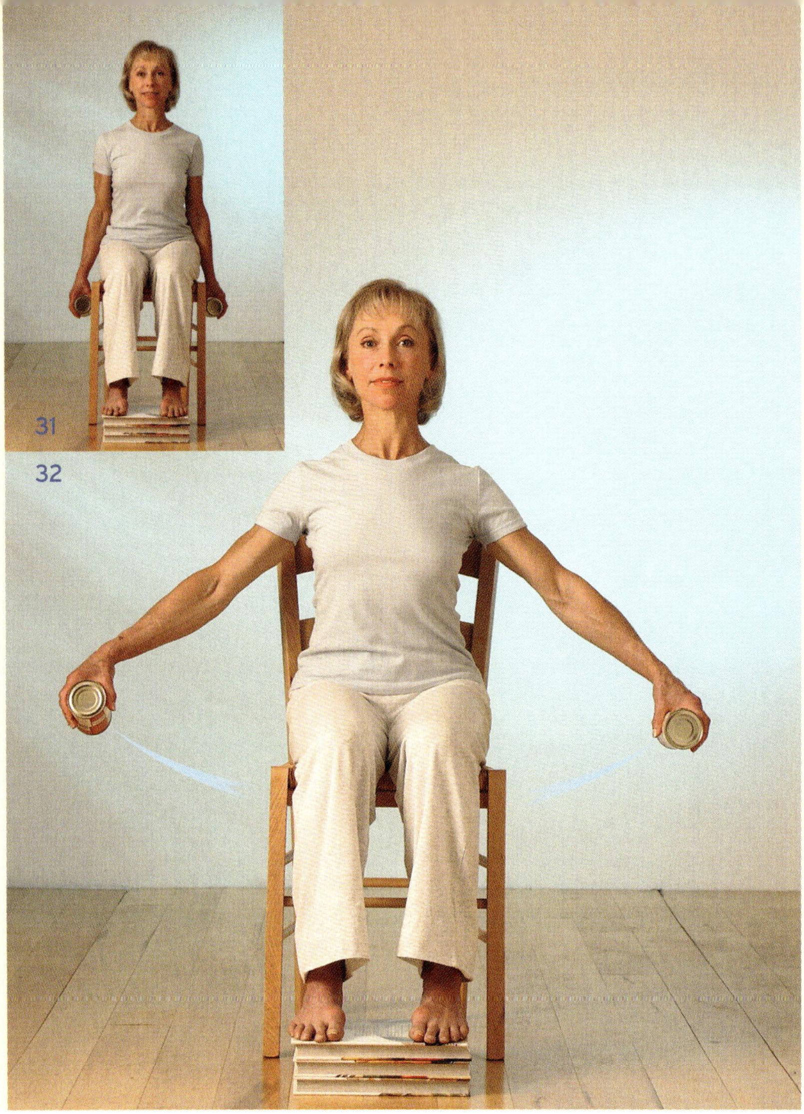

**SCHULTERMUSKULATUR**
(31–32)

(31) Sie bleiben sitzen und halten in jeder Hand eine Konservendose; Ihre Arme hängen an den Seiten herab, die Handflächen zum Körper.

(32) Heben Sie beim Ausatmen beide Arme zu den Seiten hoch, so weit es möglich ist, ohne die Schultern mitzubewegen. Atmen Sie ein und senken Sie die Arme in die Ausgangsposition ab. Wiederholen Sie die Bewegung 10-mal.

Um die Übung etwas schwieriger zu gestalten, halten Sie Ihre Hände nicht genau seitlich, sondern etwas davor oder dahinter.

# Im Büro

Bei der Arbeit im Büro gibt es mehrere Faktoren zu beachten, damit Sie fit und gesund bleiben. Überprüfen Sie erstens, ob Ihr Stuhl die richtige Höhe für Sie hat. Sorgen Sie zweitens dafür, dass Ihre Arbeitsmaterialien, besonders Ihr Computer und das Zubehör, so aufgestellt sind, dass Sie alles ohne zusätzliche Anstrengung erreichen können. Machen Sie drittens während des Arbeitstages möglichst viele kleine Pausen, in denen Sie aufstehen, umhergehen und schnell ein paar Pilates-Übungen durchführen.

## Haltung am Computer

Stellen Sie den Bildschirm frontal vor sich auf – und nicht so, dass Sie Ihren Kopf oder Oberkörper bei der Computerarbeit drehen müssen. Die Bildschirmmitte sollte auf Augenhöhe sein. Ihre Tastatur sollte gerade vor Ihnen liegen, und Sie sollten genug Platz für Ihre Maus und das Mauspad haben, um die Maus bequem zu handhaben und Ihren Unterarm zwischen den Bewegungen ablegen zu können. Sehen Sie nicht für lange Zeiten ohne Pause auf den Bildschirm. Gönnen Sie Ihren Augen Erholung, indem Sie regelmäßig aus dem Fenster schauen, Ihre Haltung wechseln und sich strecken. Bleiben Sie nicht länger als zehn Minuten in derselben Position sitzen. Sitzbälle oder Spezialmöbel für den Rücken sind gute Alternativen, aber ein Bürostuhl, der auf die richtige Höhe eingestellt ist, ist wahrscheinlich immer noch die beste Wahl. Nutzen Sie freie Augenblicke für einige Beckenboden-Übungen (vgl. S. 142) und achten Sie darauf, dass Ihre Wirbelsäule vollkommen aufrecht ist. Stellen Sie sich einen Bindfaden vor, der Ihren Kopf mit den Beckenbodenmuskeln verbindet. Atmen Sie ein und stellen Sie sich vor, dass Sie beim Ausatmen Ihre Beckenbodenmuskeln sanft mit dem Bindfaden nach oben ziehen. Lösen Sie die Spannung und wiederholen Sie die Übung einige Male.

## HALTUNG BEIM TELEFONIEREN

(01) Klemmen Sie den Telefonhörer nicht zwischen Kopf und Schulter ein, denn auf Dauer können Sie dadurch bleibende Überlastungsbeschwerden verursachen. Wenn Sie die Hände frei haben möchten, benutzen Sie spezielle Headsets.

(02) Halten Sie den Hörer nur mit leichtem Griff und ziehen Sie beide Schultern nach unten. Halten Sie den Rücken gerade und das Handgelenk locker.

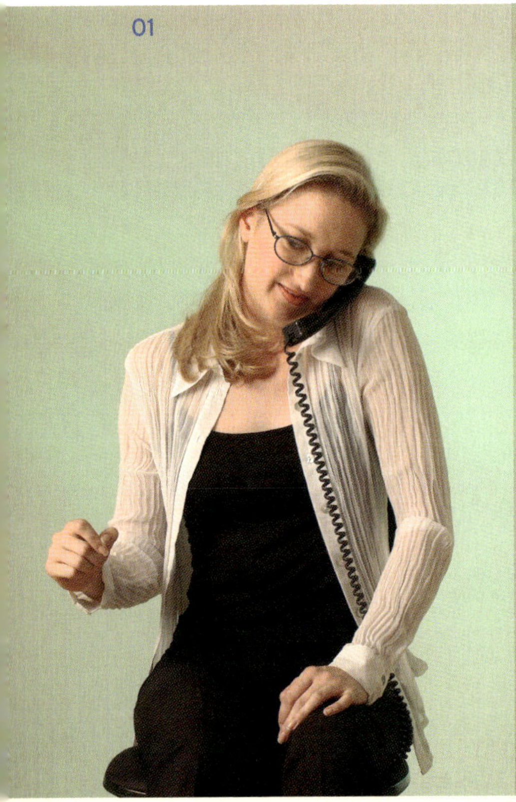


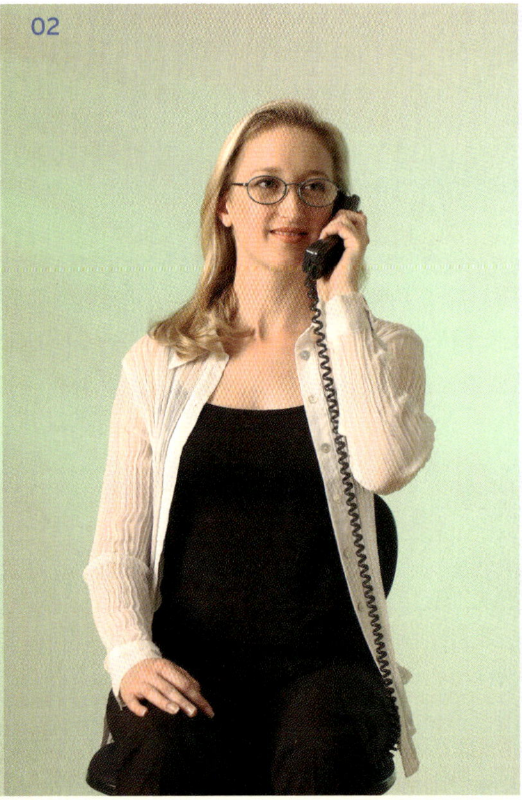

**SITZHALTUNG**

(01) Schlagen Sie nicht die Beine übereinander und wickeln Sie sie auch nicht umeinander, denn dadurch sitzen Sie krumm.

(02) Lassen Sie beide Füße flach am Boden, benutzen Sie eventuell eine Fußbank. Ihre Oberschenkel sollten im rechten Winkel voll aufliegen. Sie sollten sich aus der Hüfte heraus mit geradem Rücken nach vorne lehnen können, damit Sie Ihre Arme bei der Arbeit frei und entspannt bewegen können.

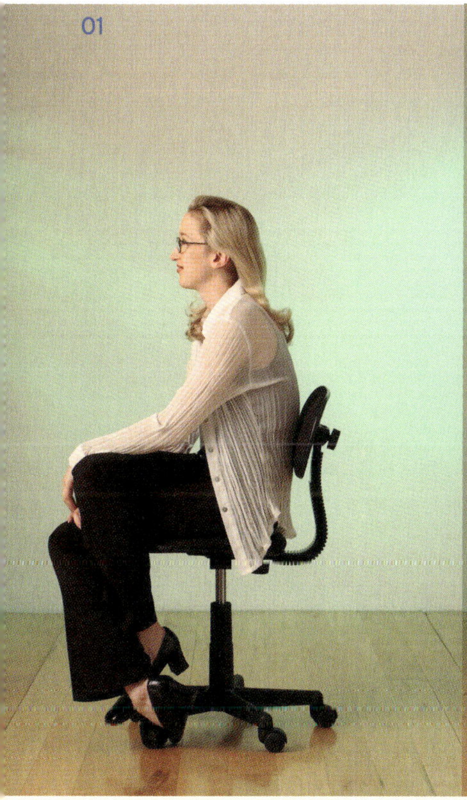
01

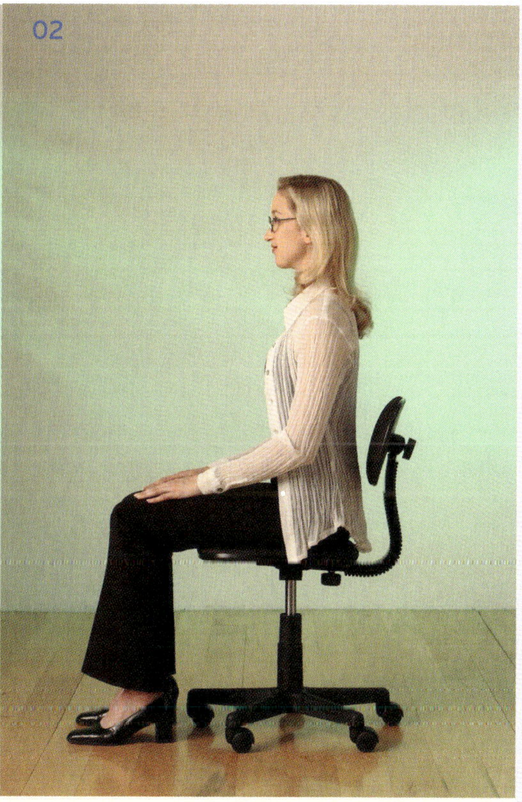
02

**PILATES-PROGRAMM FÜR DAS BÜRO** (01–26)
Bitten Sie einen Kollegen, bei diesem Training Ihr Übungspartner zu sein und wechseln Sie sich ab, damit beide einmal dran sind.

**EINZELNES LATZIEHEN** (01–02)
Damit kräftigen Sie die Muskeln, die Ihre Schultern und den oberen Rücken in der richtigen Position halten.

(01) Setzen Sie sich wie auf Seite 111 beschrieben auf Ihren Bürostuhl. Lassen Sie die Arme an den Seiten herabhängen. Bitten Sie Ihren Partner, Fäuste zu machen, gegen die Sie mit den Händen drücken können.

(02) Atmen Sie ein und drücken Sie beim Ausatmen die Hände nach hinten gegen die Fäuste Ihres Partners, so kräftig Sie können. Sitzen Sie dabei gerade und strecken Sie die Wirbelsäule. Kehren Sie beim nächsten Einatmen in die Ausgangsposition zurück. Wiederholen Sie 10-mal.

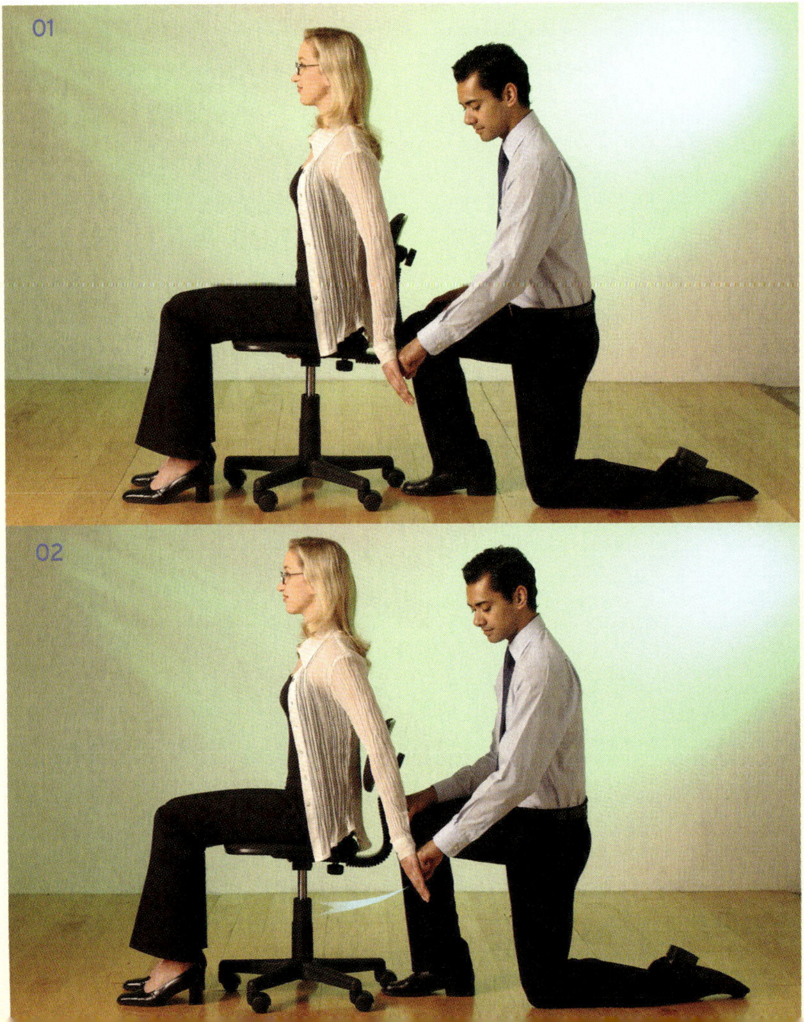

**SCHULTERHEBEN (MIT FREMDER HILFE)** (03–04)
Auf diese Weise lösen Sie Spannungen in Schultern und Nacken.

(03) Sie sitzen auf dem Stuhl, Ihr Partner hält Ihre Schultern. Während Sie einatmen, hebt Ihr Partner Ihre Schultern so hoch wie möglich.

(04) Während Sie ausatmen, drückt Ihr Partner Ihre Schultern sanft wieder nach unten. Machen Sie diese Übung einige Male und kreisen Sie dann die Schultern erst rückwärts und dann vorwärts.

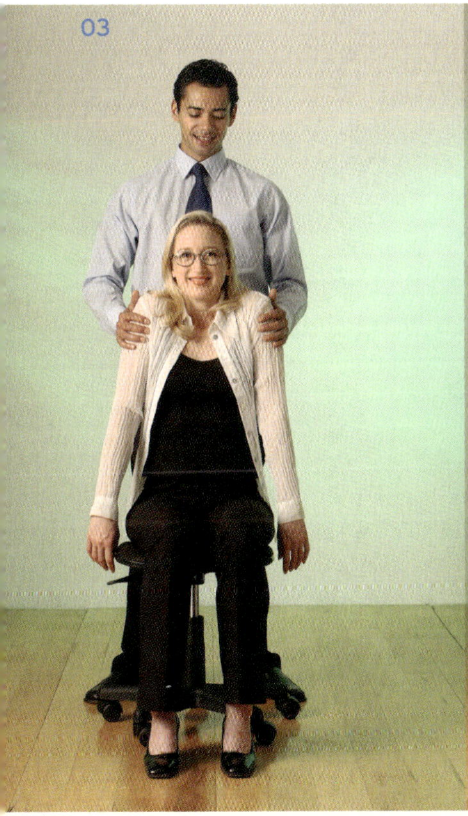


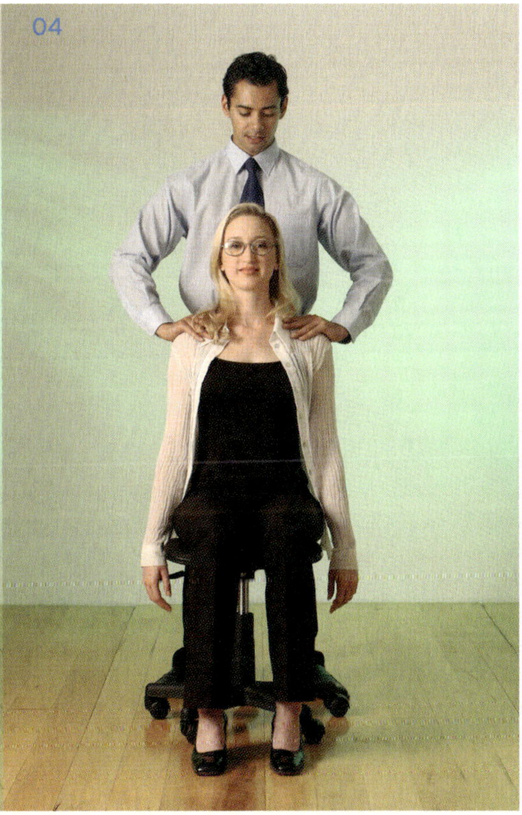

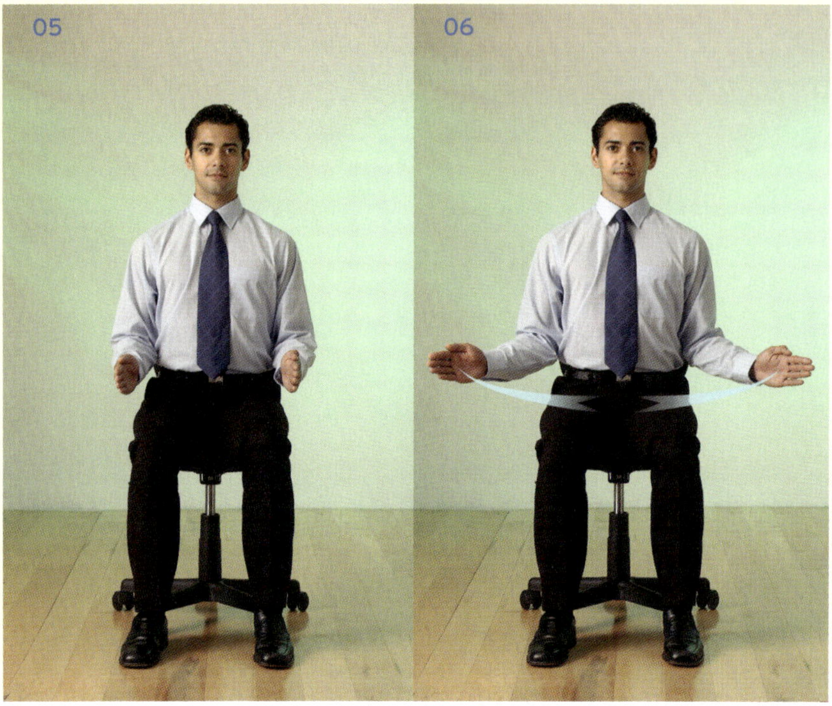


**ÖFFNEN DER ARME** (05–06)
Diese Übung weitet Schultern und Brust, sodass Sie sich weniger krumm fühlen.

(05) Setzen Sie sich auf einen Stuhl, mit den Füßen flach am Boden. Entspannen Sie Nacken und Schultern. Halten Sie die Oberarme im 90-Grad-Winkel an die Seiten gedrückt, die Handflächen zeigen zueinander.

(06) Atmen Sie ein und beschreiben Sie beim Ausatmen mit den Händen einen Halbkreis. Dabei bleiben die Oberarme eng am Körper. Atmen Sie ein und kehren Sie in die Ausgangsposition zurück. Wiederholen Sie die Bewegung 10-mal.

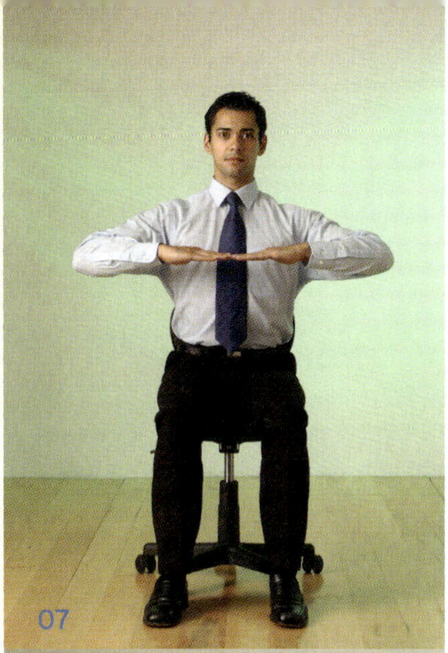
07

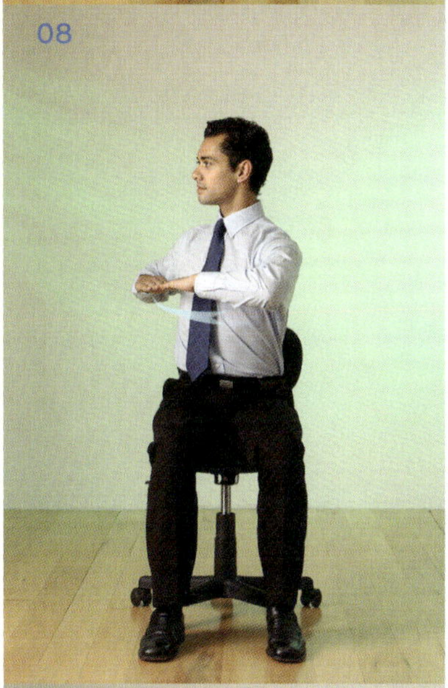
08

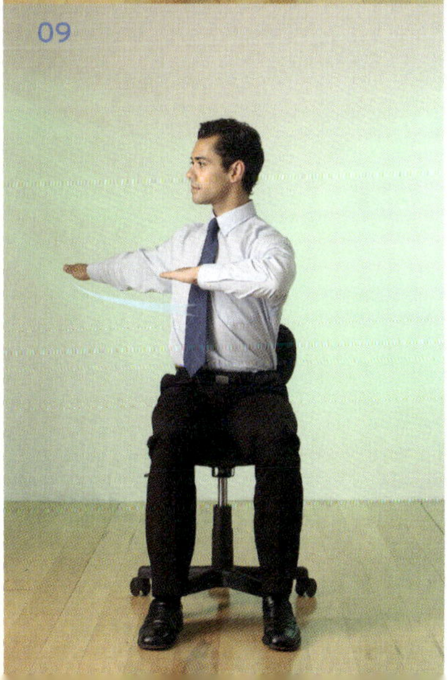
09

**KOSAK EINARMIG** (07-09)
Diese Übung macht Ihre Brustwirbelsäule beweglicher.

(07) Legen Sie Ihre Fingerspitzen auf Brusthöhe aneinander.

(08) Atmen Sie ein und drehen Sie beim Ausatmen den Oberkörper nach rechts. Bleiben Sie dort einen Moment.

(09) Atmen Sie ein. Strecken Sie beim Ausatmen einen Arm aus und drücken Sie ihn so weit wie möglich nach hinten; dabei drehen Sie den Oberkörper noch ein wenig weiter. Atmen Sie ein, beugen Sie den rechten Arm wieder und kehren Sie zur Mitte zurück. Machen Sie dann dieselbe Bewegung mit dem linken Arm auf der linken Seite. Wiederholen Sie die Folge 10-mal.

**ÖFFNEN DER SCHULTERN**

(10) Lassen Sie den Kopf sanft nach vorne sinken und verschränken Sie die Unterarme auf dem Schoß.

(11) Atmen Sie ein. Führen Sie die verschränkten Arme nach oben über Ihren Kopf; stellen Sie sich dabei vor, Sie ziehen ein T-Shirt aus. Beugen Sie sich nach hinten und sehen Sie zur Decke.

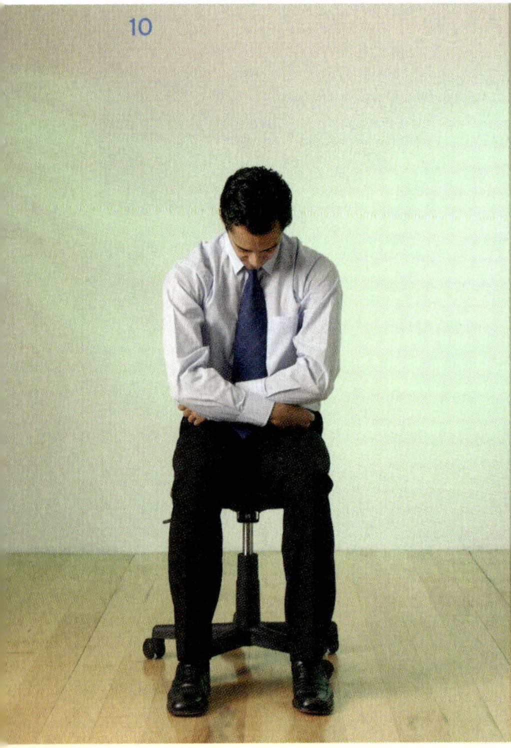


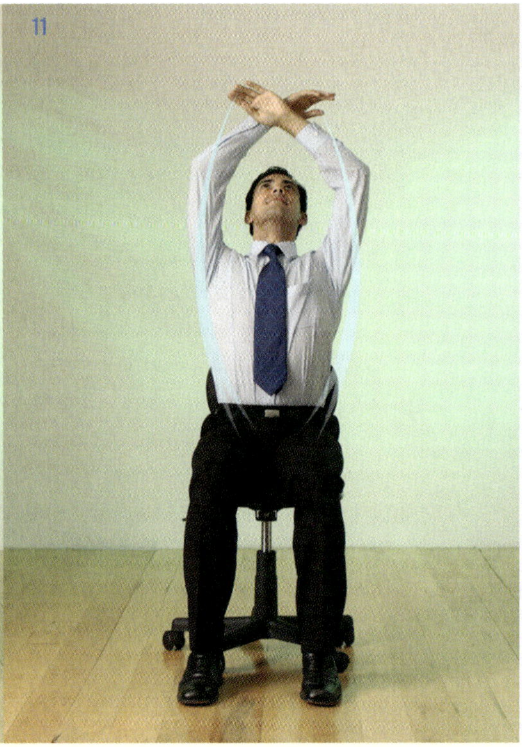

(12) Breiten Sie Arme und Hände zu einem großen V aus. Beim Ausatmen kreisen Sie die Arme und senken sie dabei wieder in die Ausgangsposition ab. Fühlen Sie, wie Ihre Schulterblätter nach unten ziehen.

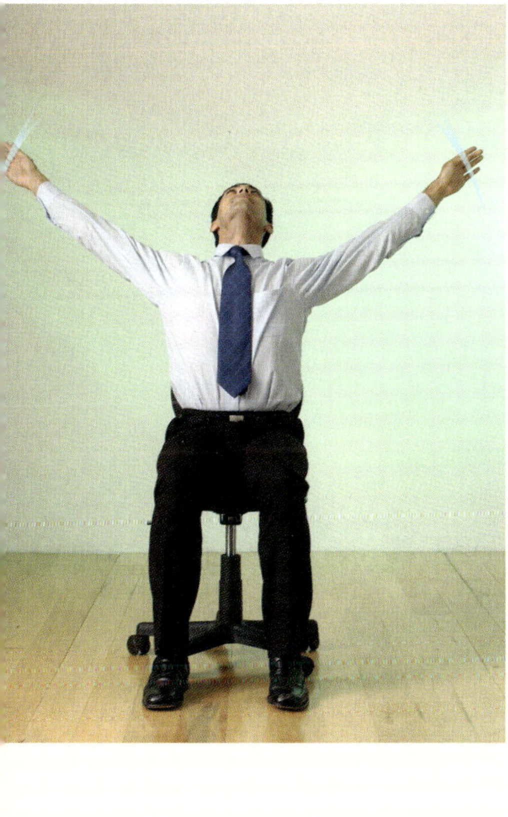

**STATISCHE BAUCHMUSKEL-ÜBUNG IM SITZEN** (ohne Foto)
Damit kräftigen Sie die schrägen Bauchmuskeln.

Legen Sie die Hände flach auf den Schreibtisch, die Füße sind fest am Boden. Atmen Sie ein. Pressen Sie beim Ausatmen die Handflächen fest auf den Schreibtisch, ziehen Sie die Rückenmuskeln nach unten und die Bauchdecke nach hinten zur Stuhllehne. Um die Muskeln noch intensiver zu trainieren, verbinden Sie diese Übung mit den Beckenboden-Übungen (vgl. S. 142). Wiederholen Sie 10-mal.

**ÖFFNEN DER ARME AUF SCHULTERHÖHE** (13–16)
Zum Weiten der Schultern.

(13) Sie sitzen am Schreibtisch, Ihre Hände sind entspannt und zeigen mit den Handflächen nach unten.

(14) Atmen Sie ein und bewegen Sie beim Ausatmen die Arme zu den Seiten, als ob Sie eine Tür öffnen. Atmen Sie ein und führen Sie die Arme zur Mitte zurück. Wiederholen Sie 10-mal.

13

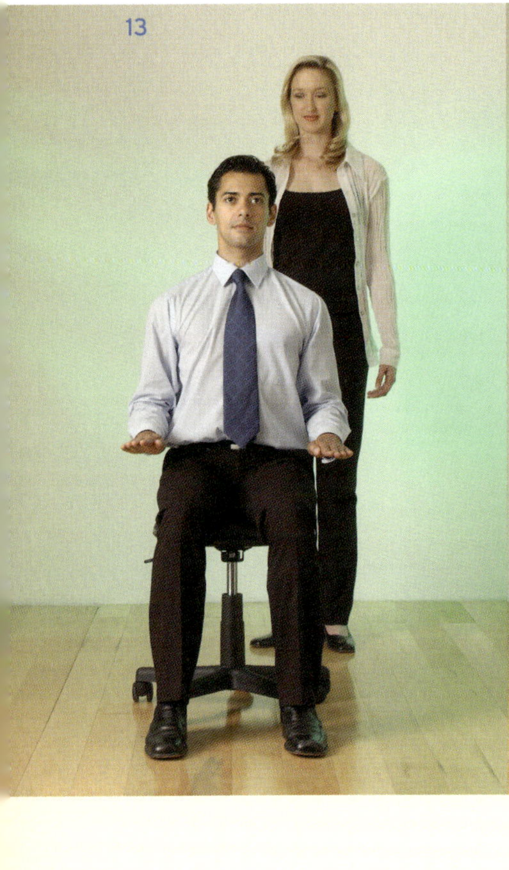

14

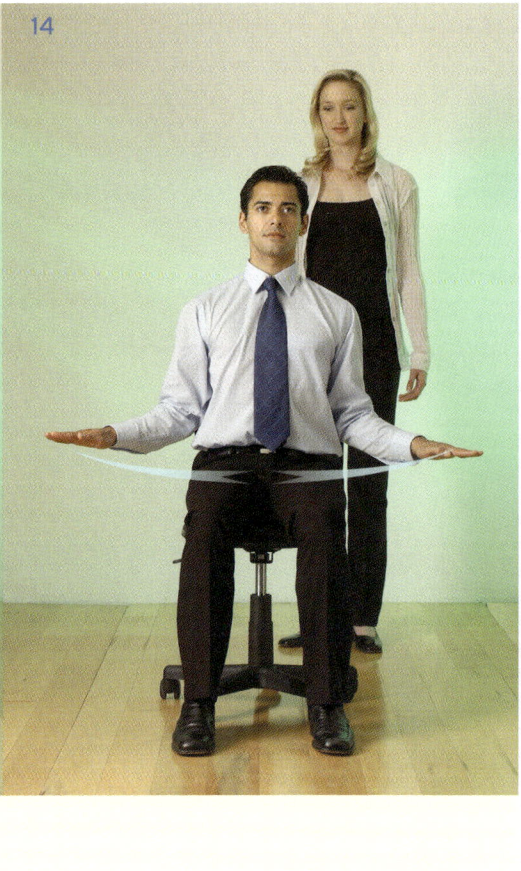

(15) Atmen Sie ein und halten Sie beim Ausatmen die Arme nach außen; die Handflächen zeigen nach unten. Im nächsten Übungsabschnitt führen Sie die Arme nicht in die Ausgangsposition zurück, sondern heben beim Einatmen die Ellbogen an, bis die Unterarme parallel zum Boden sind und Ihre Finger auf Brusthöhe.

(16) Atmen Sie ein und führen Sie Ihre Arme nach hinten. Ihr Partner greift Ihre Handgelenke und zieht Ihre Arme sanft noch weiter zurück. Mit dem Einatmen kehren Sie wieder in die Ausgangsposition zurück – siehe Schritt (13), Seite gegenüber.

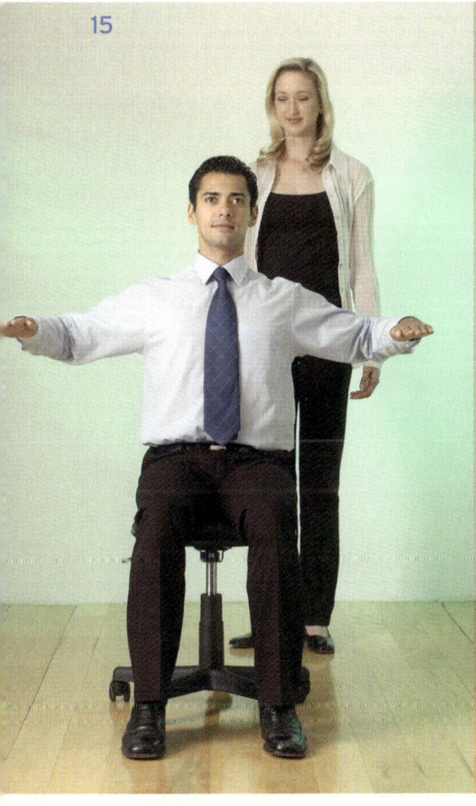


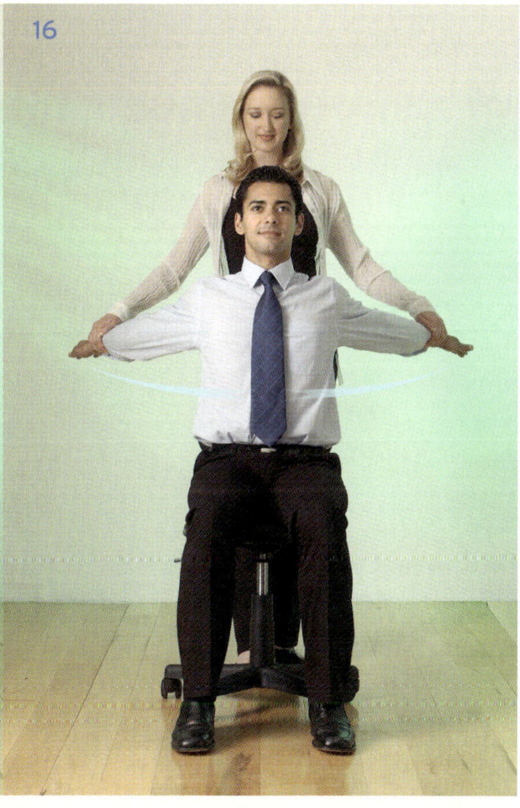

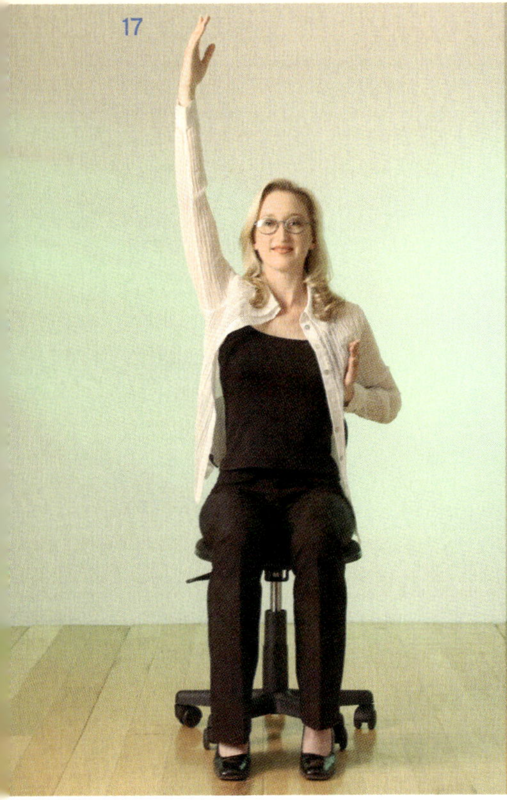


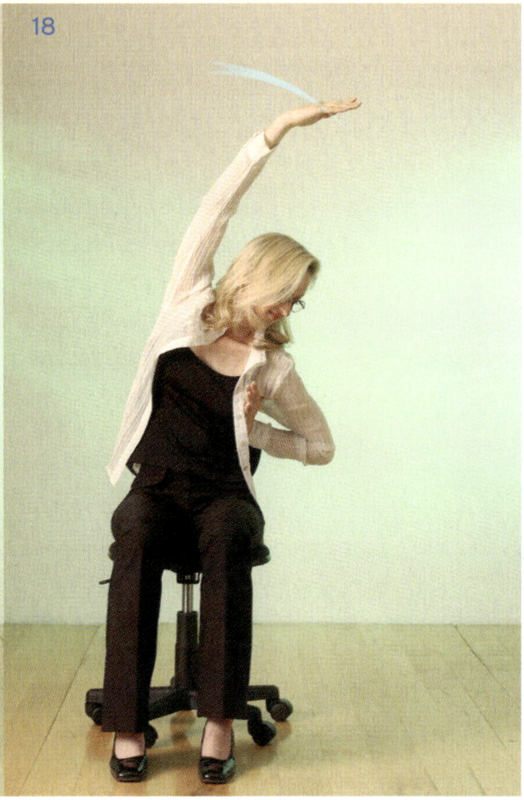


**SEITENDEHNUNG DER BRUSTWIRBELSÄULE** (17–18)
Diese Übung dehnt den Oberkörper und öffnet die Brustwirbelsäule, die sich leicht verspannt, wenn Sie am Computer arbeiten.

(17) Legen Sie die Hand fest gegen die Rippen auf der linken Seite, unterhalb der Achselhöhle, um den Oberkörper zu stabilisieren. Strecken Sie den rechten Arm nach oben.

(18) Atmen Sie ein und dehnen Sie sich mit dem Ausatmen zur linken Seite; dabei machen Sie den Arm leicht rund und drehen den Kopf in dieselbe Richtung. Atmen Sie ein und kehren Sie zur Mitte zurück. Wechseln Sie dann zur anderen Seite und wiederholen Sie die Folge 10-mal.

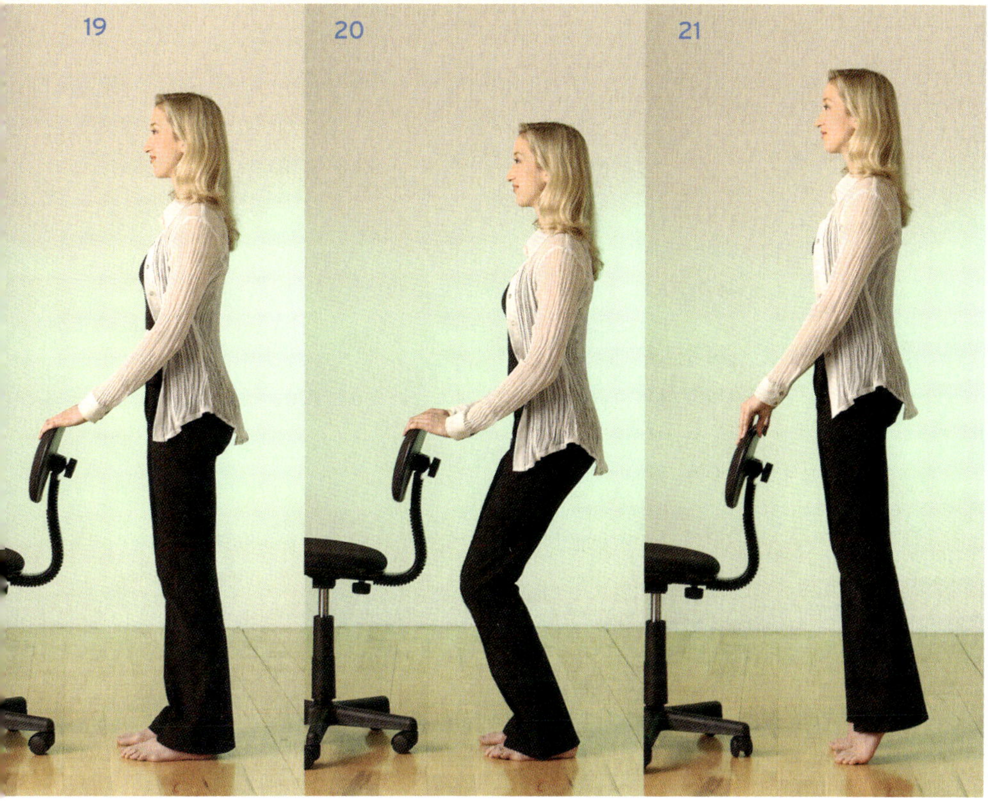


**BEUGEN DER KNIE UND HEBEN AUF DIE ZEHENSPITZEN** (19–21)

Diese Übung trainiert die Beine und dehnt die Waden.

(19) Ziehen Sie die Schuhe aus, stellen Sie sich hinter Ihren Stuhl und halten Sie sich mit beiden Händen an der Lehne fest. Atmen Sie ein und ziehen Sie mit dem Ausatmen den Bauch ein und die Gesäßmuskeln zusammen; der restliche Körper ist entspannt.

(20) Atmen Sie ein und beugen Sie die Knie.

(21) Atmen Sie aus und strecken Sie die Beine wieder, heben Sie sich dabei auf die Zehenspitzen. Atmen Sie ein und kehren Sie in die Ausgangsposition zurück.

## STRAFFEN DES GESÄSSES

(22–24)

Diese Übung festigt und hebt die Gesäßhälften.

(22) Stehen Sie gerade und halten Sie sich mit einer Hand am Stuhl fest.

(23) Atmen Sie ein und heben Sie Ihr linkes Bein. Halten Sie es mit der linken Hand.

(24) Führen Sie das Knie zur linken Seite. Strecken Sie die Zehen zum Fußboden. Machen Sie während des Ausatmens kleine Hebebewegungen mit dem Knie. Atmen Sie wieder ein und kehren Sie zur Mitte zurück. Wiederholen Sie die Folge mit dem rechten Bein, insgesamt 4-mal auf jeder Seite.

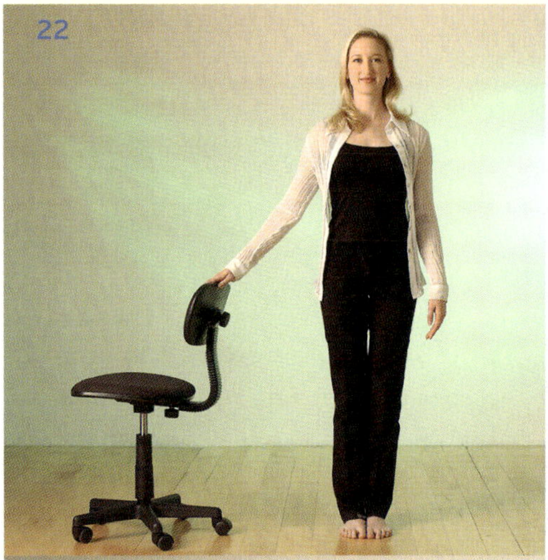
22

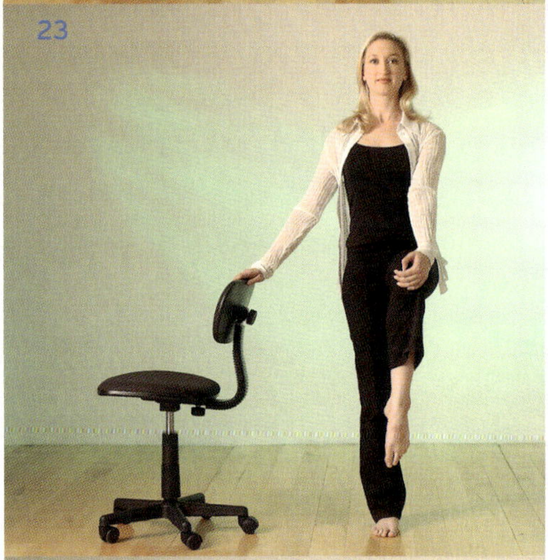
23

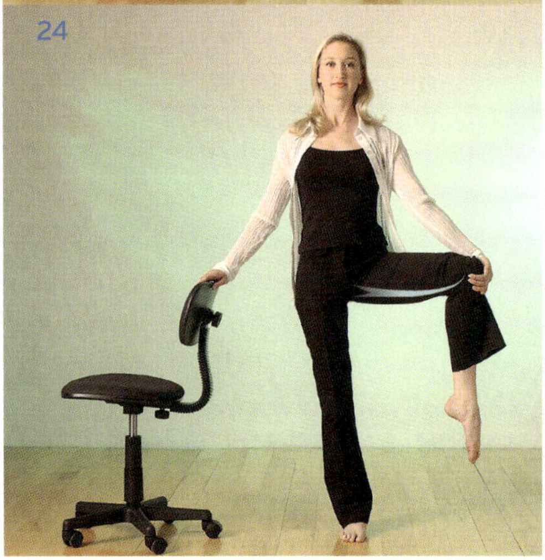
24

## DER AUSFALLSCHRITT

(25–26)

Damit straffen und formen Sie Trizeps und Bizeps. Ziehen Sie während der gesamten Übung den Bauch ein und achten Sie darauf, dass Sie nicht die Schultern heben, wenn Sie Ihre Arme nach hinten führen. Nehmen Sie als zusätzliches Gewicht eine Wasserflasche in die Hand.

(25) Stellen Sie sich hinter Ihren Stuhl und legen Sie die rechte Hand auf die Lehne. Stellen Sie das rechte Bein vor das linke. Beugen Sie das rechte Bein, sodass Sie sich in einem Ausfallschritt nach vorne lehnen.

(26) Atmen Sie ein und ziehen Sie beim Ausatmen den Bauch ein. Ziehen Sie die Rückenmuskeln nach unten und beugen Sie den Ellbogen, um die Flasche zu heben; halten Sie dabei den Ellbogen eng am Körper. Führen Sie den Arm in die Ausgangsposition zurück und wiederholen Sie die Bewegung 10-mal auf jeder Seite.

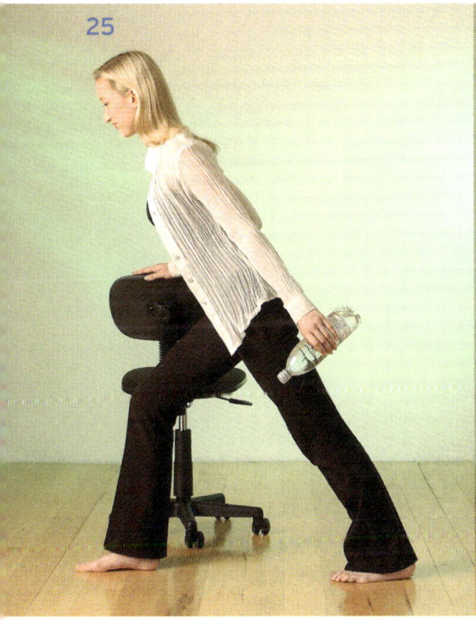


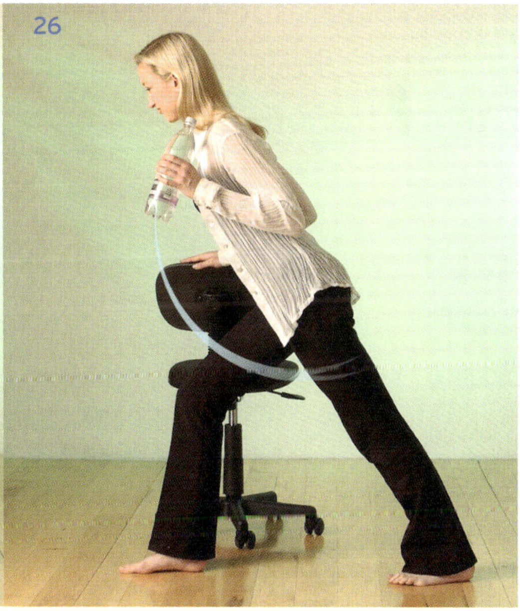

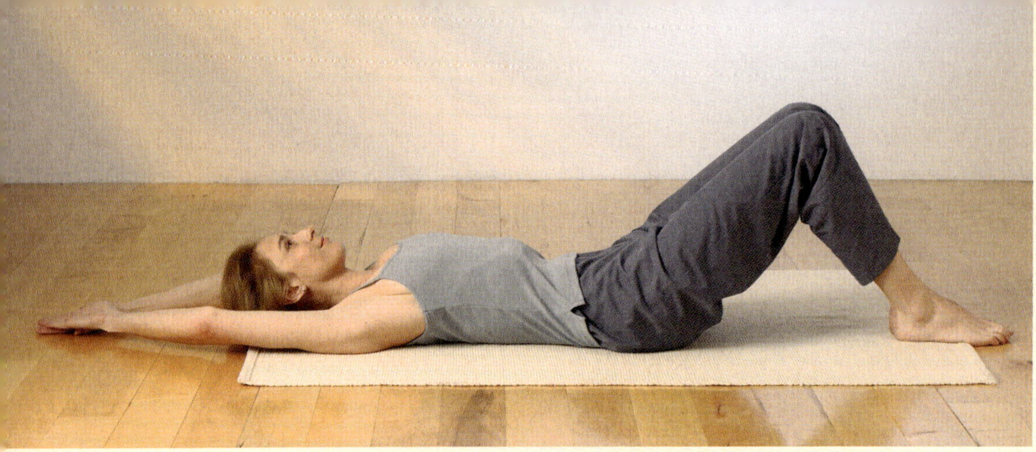

# Kapitel 5

## Entspannen mit Pilates

*Um in einem ausgefüllten, bewegten Leben gesund zu bleiben und in jeder Hinsicht das Beste herauszuholen, müssen Sie lernen, auch das Beste aus Ihrer Freizeit zu machen. Je mehr Sie Ihre Auszeiten nutzen, desto mehr Energie werden Sie in Ihre Arbeitsaktivitäten stecken können, ganz gleich, ob diese körperlicher oder geistiger Art sind, oder eine Mischung aus beidem.*

Wir sollten stets darauf achten, alle Bereiche unseres Lebens im Einklang zu halten. Wenn Sie von der Arbeit nach Hause kommen, oder wenn Sie zu Hause gearbeitet haben, schalten Sie bewusst auf Freizeit um. Es ist wichtig, den Tag entspannt ausklingen zu lassen – und wenn er anstrengend war, ist dies um so notwendiger. Erst dann werden Sie in der Lage sein, Kraft und Energie für einen rundum schönen Abend wiederzugewinnen.

Sie sollten die freie Zeit genießen, bevor Sie am nächsten Tag zur Arbeit zurückkehren. Die Versuchung, sich mit einem Drink vor den Fernseher fallen zu lassen, ist nur allzu groß. Aber dies könnte dazu führen, dass Sie verstimmt und nervös ins Bett gehen. Wenn Sie sich bemühen, bewusst und kreativ zu entspannen, werden Sie feststellen, dass Sie mehr vom Abend haben und am nächsten Morgen voller Energie und in positiver Stimmung aufwachen. Dieses Kapitel beginnt mit einem Pilates-Entspannungsprogramm, das Sie sofort machen können, wenn Sie von der Arbeit nach Hause kommen. Arbeiten Sie zu Hause, dann machen Sie die Übungen gleich nachdem Sie in den «Abendmodus» umgeschaltet haben. Später können Sie entspannende Massagen und Pilates-Übungen mit Ihrem Partner durchführen, bevor Sie zu Bett gehen und sich im Schlaf vollständig regenerieren.
Es ist hilfreich, sich ein wenig auf das abendliche Ritual einzustimmen. Verwenden Sie dazu Aromatherapie-Öle und Duftlampen, legen Sie eine ruhige Musik auf, die Sie mögen, und nehmen Sie sich die Zeit, um mit der richtigen Beleuchtung eine entspannte Atmosphäre im Raum zu erzeugen. Kerzenlicht eignet sich bestens dafür.

# Lösen Sie sich vom Tagesstress

Wenn Sie den ganzen Tag auf den Beinen waren und keine Gelegenheit hatten, Ihre Batterien zwischendurch aufzuladen, nutzen Sie dieses schnelle und einfache Pilates-Programm, um in eine ruhige, entspannte Stimmung zu kommen, bevor Sie sich den Aktivitäten des Abends widmen.

## *Allgemeine Tipps*

- Ziehen Sie sich nach der Arbeit um.
- Verwenden Sie Ihr Lieblings-Duftöl oder ein beruhigendes Aromatherapie-Öl, wie z. B. Lavendel.
- Zünden Sie Kerzen an, um eine entspannende Atmosphäre zu schaffen.
- Legen Sie sich ruhige, aber keine düstere Musik auf.

## PILATES-ENTSPANNUNGS-PROGRAMM

**KNIE ZUR BRUST** (01-02)
Mit dieser Übung lösen Sie Spannungen in Rücken und Nacken.

(01) Legen Sie sich so auf den Rücken, dass Ihre Wirbelsäule ganz auf dem Boden aufliegt. Beugen Sie die Knie, halten Sie sie leicht geöffnet und gerade über Ihren Hüften. Ziehen Sie den Bauch ein und halten Sie die Spannung während der gesamten Übung. Legen Sie die Hände etwas unterhalb der Knie auf die Unterschenkel.

(02) Atmen Sie ein und ziehen Sie beim Ausatmen beide Knie zur Brust. Ihre Wirbelsäule bleibt auf dem Boden und Ihr Nacken gestreckt. Fühlen Sie, wie sich Rücken und Brust öffnen.

01

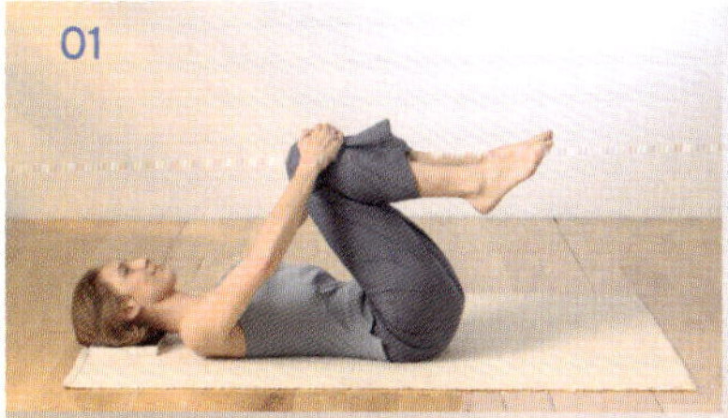

02

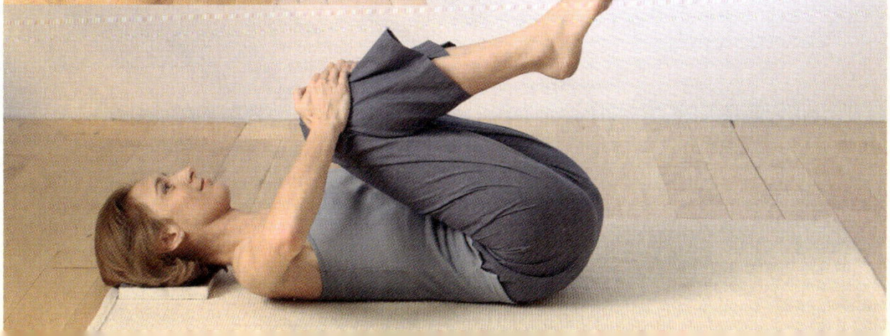

**DIE UHR** (03–06)

Diese Übung spricht den gesamten Lendenwirbelbereich an. Die «Uhr» bezieht sich auf den Kreis in der Lendenregion, nicht auf den Kreis, den die Knie beschreiben. Stellen Sie sich vor, Sie liegen auf einem Ziffernblatt und malen entlang der Ziffern einen Kreis darauf.

(03) Legen Sie sich auf den Rücken, Ihre ganze Wirbelsäule ist gestreckt und in Kontakt mit dem Boden. Legen Sie ein Buch unter Ihren Kopf. Umfassen Sie Ihre Knie und drücken Sie sie sanft zusammen.

(04 – 06) Atmen Sie ein, ziehen Sie beim Ausatmen den Bauch ein und halten Sie die Spannung während der gesamten Übung. Führen Sie mit den Händen Ihre Knie in einem kleinen Kreis, denken Sie dabei aber an den größeren Kreis, den Ihr Rücken auf dem Boden beschreibt. Passen Sie auf, dass Ihre Hüften nicht kippen und halten Sie die Bewegung eher klein. Kreisen Sie 10-mal, abwechselnd im Uhrzeigersinn und in entgegengesetzter Richtung.

03

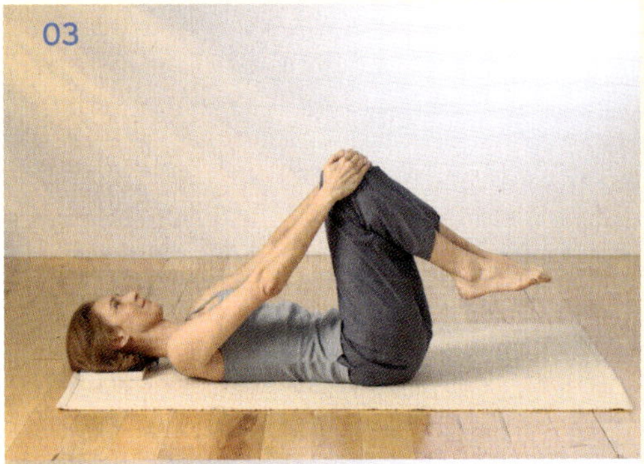

04

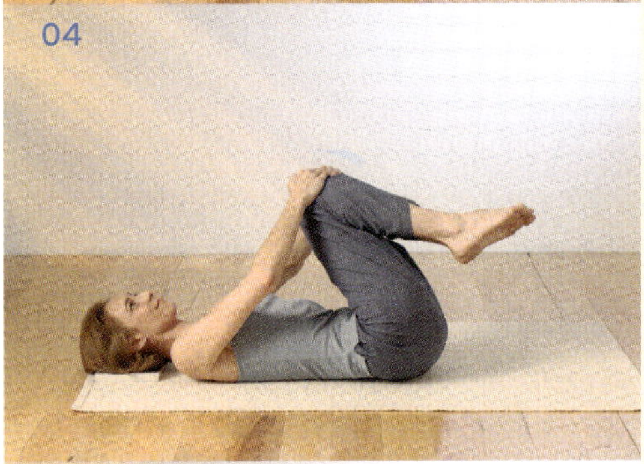

05

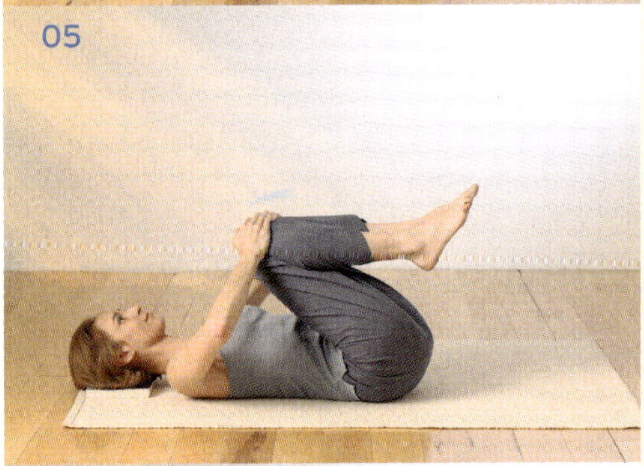

06

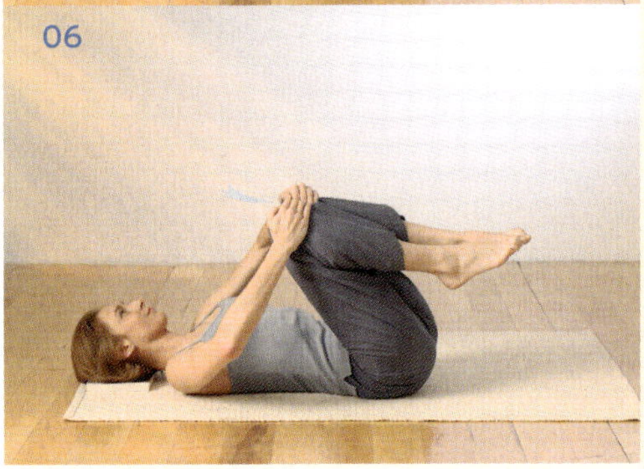

### DIE ACHT

Diese sehr feine Bewegung erfordert große Konzentration (es hilft, wenn Sie dabei die Augen schließen). Während Sie bewusst die Bewegung kontrollieren, entspannt sich Ihr Nacken. Legen Sie sich mit lang gestreckter Wirbelsäule auf den Boden, die Arme an den Seiten und die Knie angewinkelt. Ziehen Sie die Bauchmuskeln in Richtung Boden und halten Sie die Spannung während der gesamten Übung.

(07) Richten Sie Ihre Aufmerksamkeit auf Ihre Nasenspitze und beschreiben Sie damit eine Acht in der Luft. Die Bewegung ist kaum wahrnehmbar. Machen Sie 10 Achten in beide Richtungen.

07

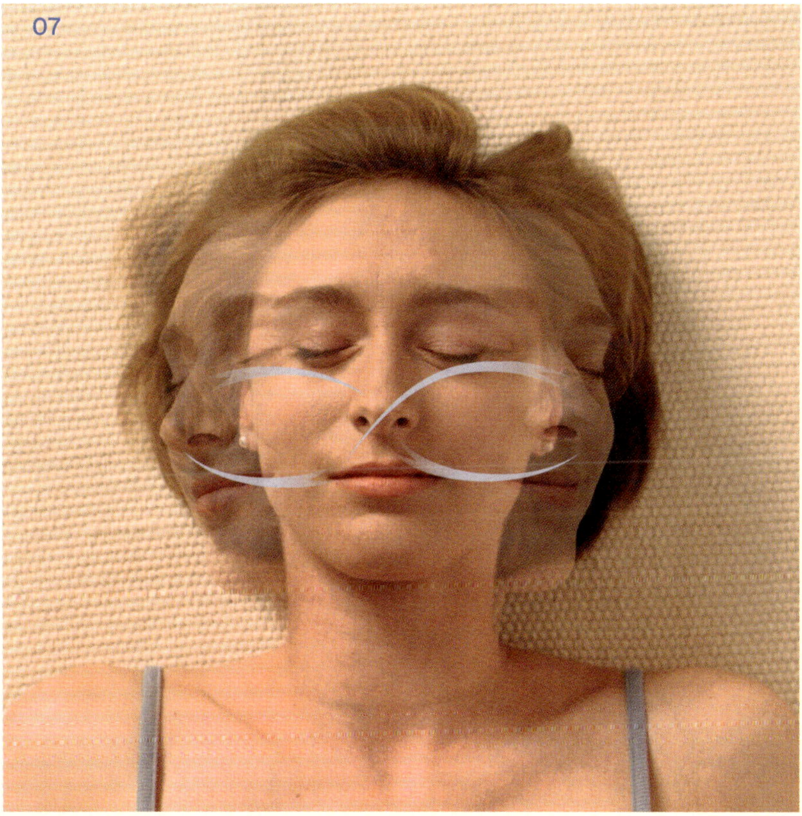

**KOSAK IM HALBKREIS**

Diese Übung öffnet Ihren oberen Rücken und die Schultern. Es macht nichts, wenn Sie am Anfang keinen vollen Halbkreis schaffen. Ihr Bewegungsradius wird mit der Zeit größer.

(08) Legen Sie sich mit angewinkelten Knien auf den Rücken und verschränken Sie die Arme über der Brust (Kosak-Position). Halten Sie die Bauchmuskeln während der gesamten Übung angespannt.

(09) Atmen Sie ein und führen Sie Ihre verschränkten Arme zur linken Seite.

(10) Atmen Sie aus und führen Sie Ihre verschränkten Arme im Halbkreis über Ihren Kopf, dann zur rechten Seite und schließlich wieder in die Ausgangsposition zurück.

(11) Atmen Sie ein und führen Sie Ihre Arme zur rechten Seite. Atmen Sie aus und kreisen Sie nach links. Kehren Sie dann zur Mitte zurück. Wiederholen Sie den Kreis 10-mal.

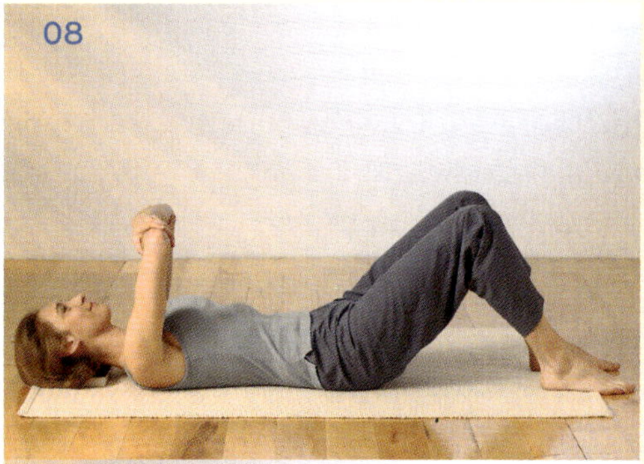


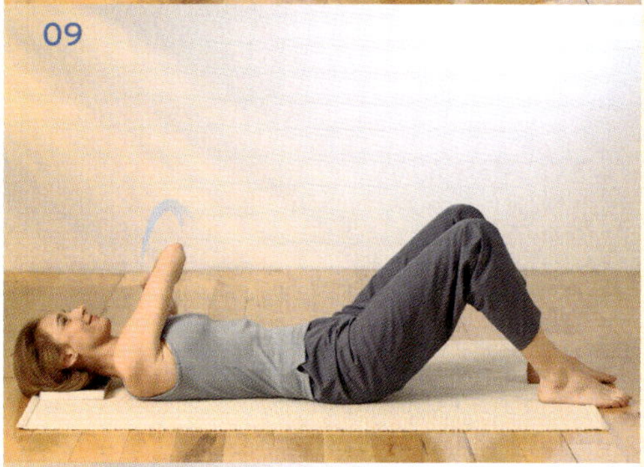


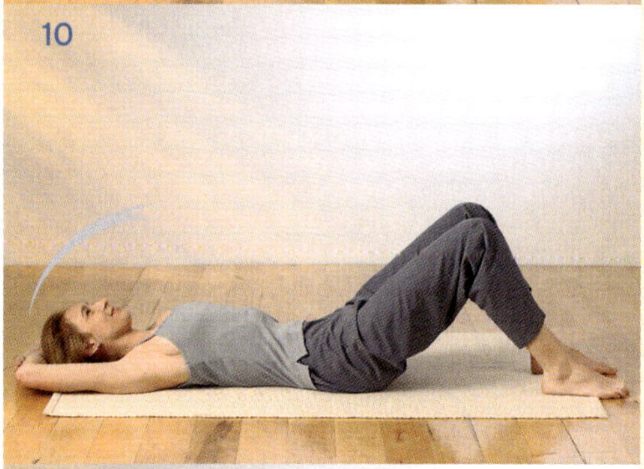


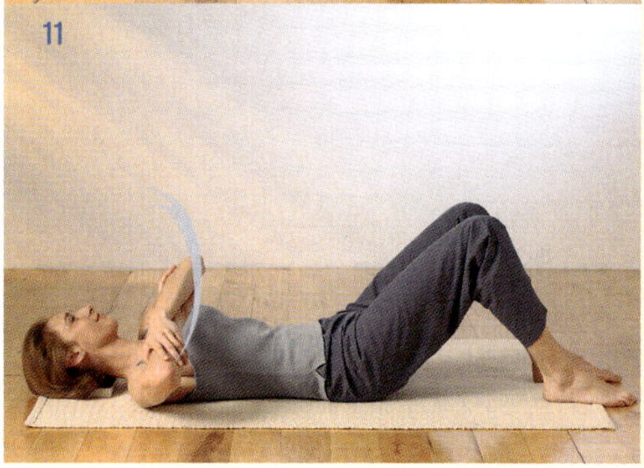

## LOCKERUNG DES UNTEREN RÜCKENS

Diese Übung eignet sich hervorragend, wenn Ihr Rücken verspannt oder überanstrengt ist.

(12) Legen Sie sich auf den Rücken, Füße und Knie sind dicht beieinander. Strecken Sie die Arme hinter sich auf dem Boden aus und legen Sie die Hände übereinander.

(13 – 14) Atmen Sie ein und schaukeln Sie beim Ausatmen mit den Knien von einer Seite zur anderen, sooft Sie es mit einem Ausatmen schaffen. Strecken Sie die Arme. Wiederholen Sie die Folge 8-mal. Es tut gut, am Schluss der Übung die Knie zur Brust zu ziehen – siehe Seite 126, Schritt (02).

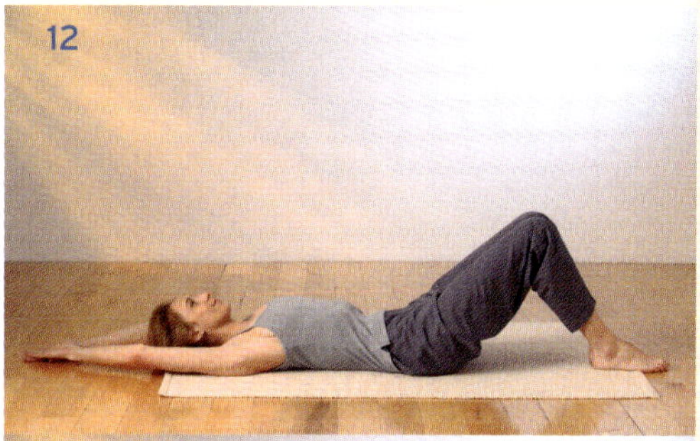
12

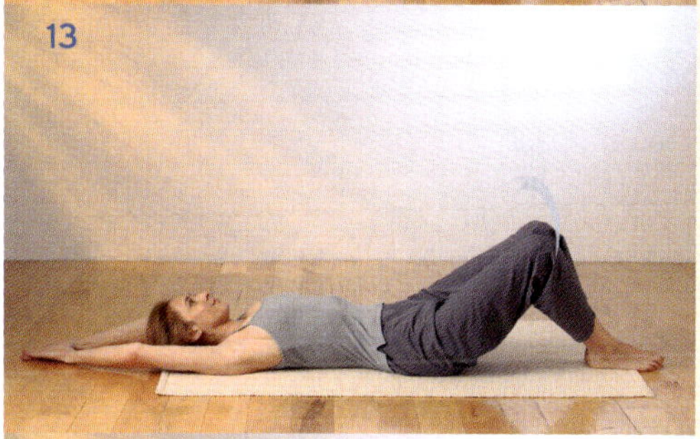
13

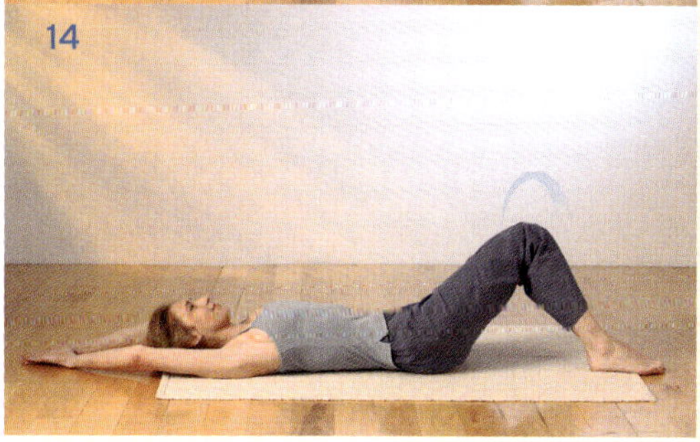
14

## WÖLBUNG DER FÜSSE

Diese Übung «weckt» Ihre Füße.

(15) Setzen Sie sich auf einen Stuhl, die Knie rechtwinklig gebeugt und die Füße flach auf dem Boden.

(16) Ziehen Sie die Zehen zurück, sodass der Spann sich hebt, die Ferse aber am Boden bleibt. Rollen Sie die Zehen nicht ein. Halten Sie diese Position einige Sekunden lang, strecken Sie die Zehen dann wieder und kehren Sie in die Ausgangsposition zurück. Wiederholen Sie 10-mal mit jedem Fuß.

## FUSSMASSAGE

(17) Machen Sie nun eine Fußmassage. Das tut besonders gut, wenn Sie zu Verkrampfungen neigen. Streichen Sie sanft über den ganzen Fuß. Verstärken Sie dann den Druck auf die einzelnen Zehen und ziehen Sie sie sanft vom Ansatz in die Länge.

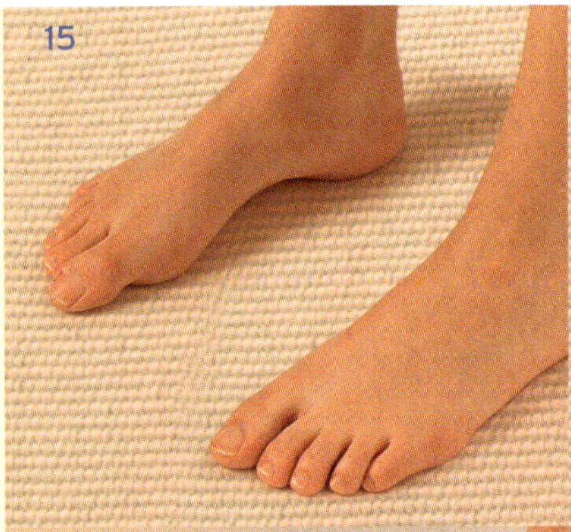


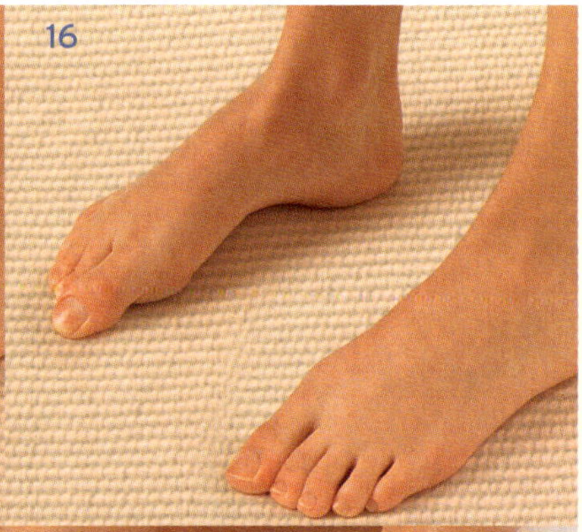


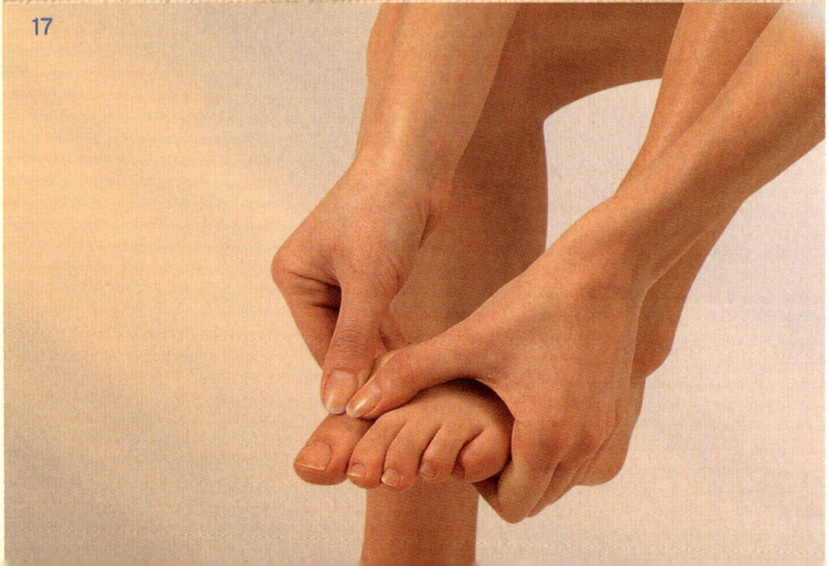

**ENTSPANNUNG**

(18) Legen Sie sich auf den Rücken und stützen Sie die Beine gegen eine Wand, dabei sollten Ihre Füße höher liegen als Ihr Herz. Schließen Sie die Augen und atmen Sie ruhig. Wenn möglich, entspannen Sie so 5 Minuten lang.

18

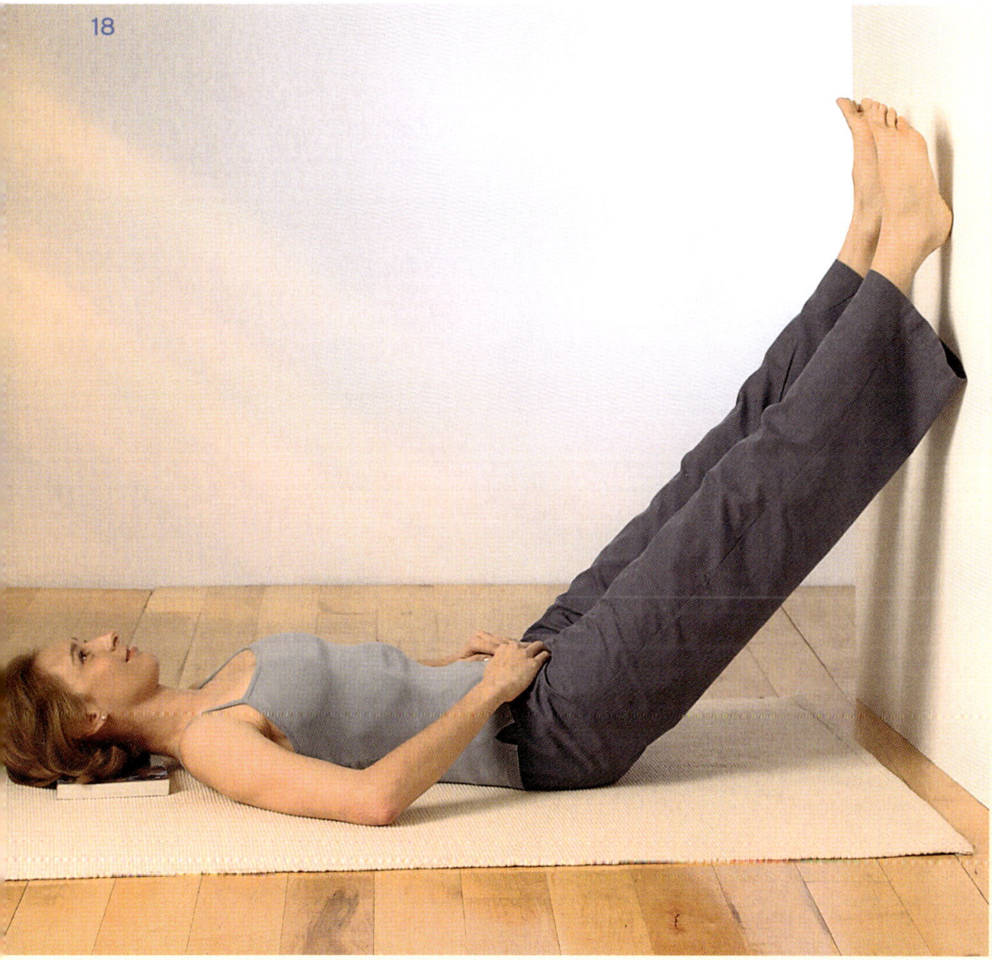

# Partner-Übungen

Schließen Sie das Entspannungsprogramm mit ein paar Pilates-Übungen zu zweit ab. Damit lassen Sie den Tag ruhig und harmonisch ausklingen und tun sich etwas Gutes für den Kopf- und Schulterbereich, wo sich die Spannungen des Tages häufig aufbauen und festsetzen. Sie müssen kein professioneller Masseur sein, um Ihrem Partner bei der Entspannung zu helfen – vertrauen Sie auf Ihre Heilkräfte. Tauschen Sie die Rollen, sodass Sie beide einmal dran sind.

## PILATES ZU ZWEIT (01-10)

### DEHNUNG DER SCHULTERN

(01) Ihr Partner verschränkt die Hände hinter dem Kopf, und Sie halten seine Ellbogen. Während er versucht, die Ellbogen nach vorne zu führen, drücken Sie mit Ihren Händen dagegen.

(02) Während Ihr Partner ausatmet, heben Sie mit Ihren Unterarmen seine Arme zu den Seiten und nach hinten in die Dehnung. Halten Sie 1 bis 2 Sekunden und kehren Sie dann in die Ausgangsposition zurück. Wiederholen Sie 4-mal.

01

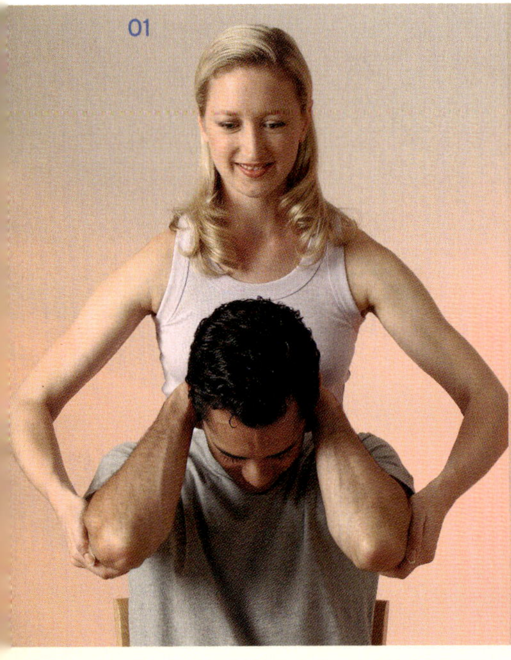

02

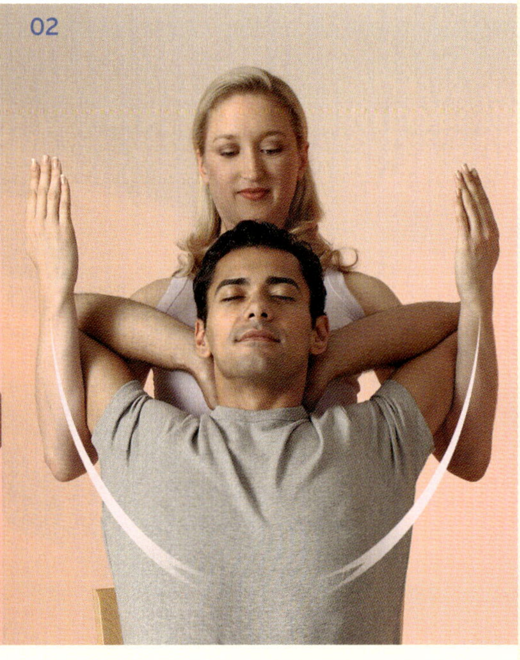

**SCHULTERMASSAGE**

(03) Ihr Partner sitzt, Sie stehen hinter ihm und legen die Hände auf seine Schultern, die Daumen am Rücken, die Finger vorne. Kreisen Sie sanft mit den Daumen, erst in eine Richtung, dann in die andere. Arbeiten Sie sich langsam von der Mitte weg. Ihr Partner sollte den Kopf oben halten und leicht und natürlich atmen.

**NACKENDEHNUNG**

(04) Legen Sie die linke Hand zur Stabilisierung auf die Schulter Ihres Partners und die rechte an die Seite seines Kopfes. Dehnen Sie so sanft seinen Kopf zur Seite und wiederholen Sie dann auf der anderen Seite.

(05) Drehen Sie den Kopf Ihres Partners. Lassen Sie die linke Hand auf seiner Schulter liegen und legen Sie die rechte oben auf seinen Kopf. Drücken Sie sanft nach unten. Die Atmung sollte die ganze Zeit leicht und natürlich bleiben. Wiederholen Sie 2- bis 3-mal auf jeder Seite.

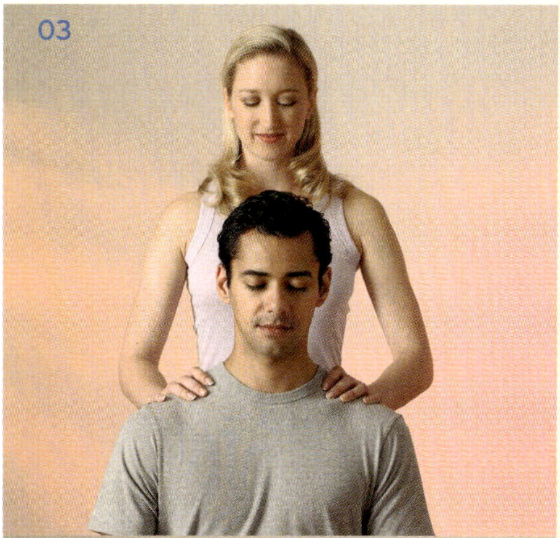
03

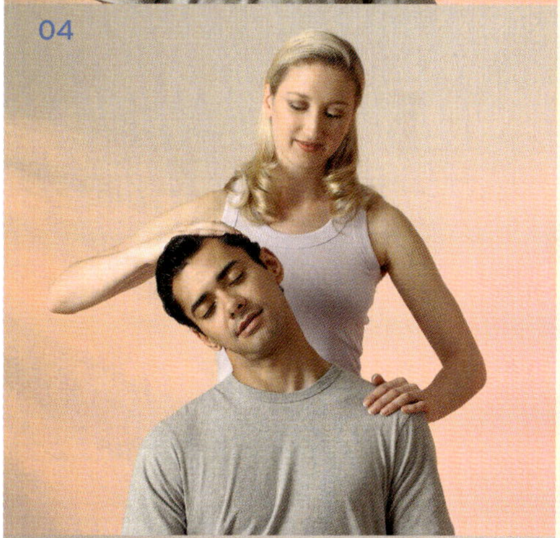
04

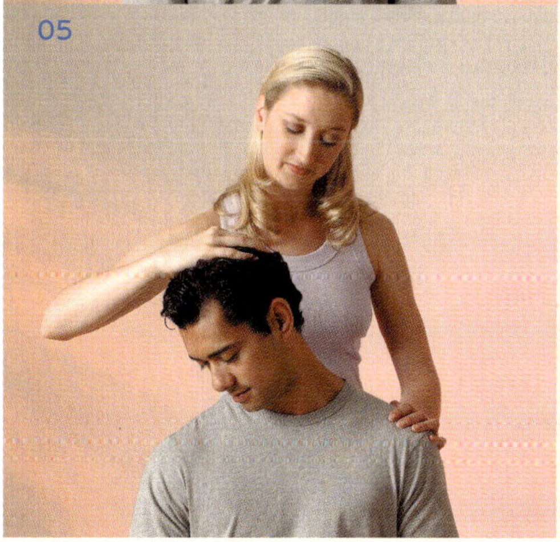
05

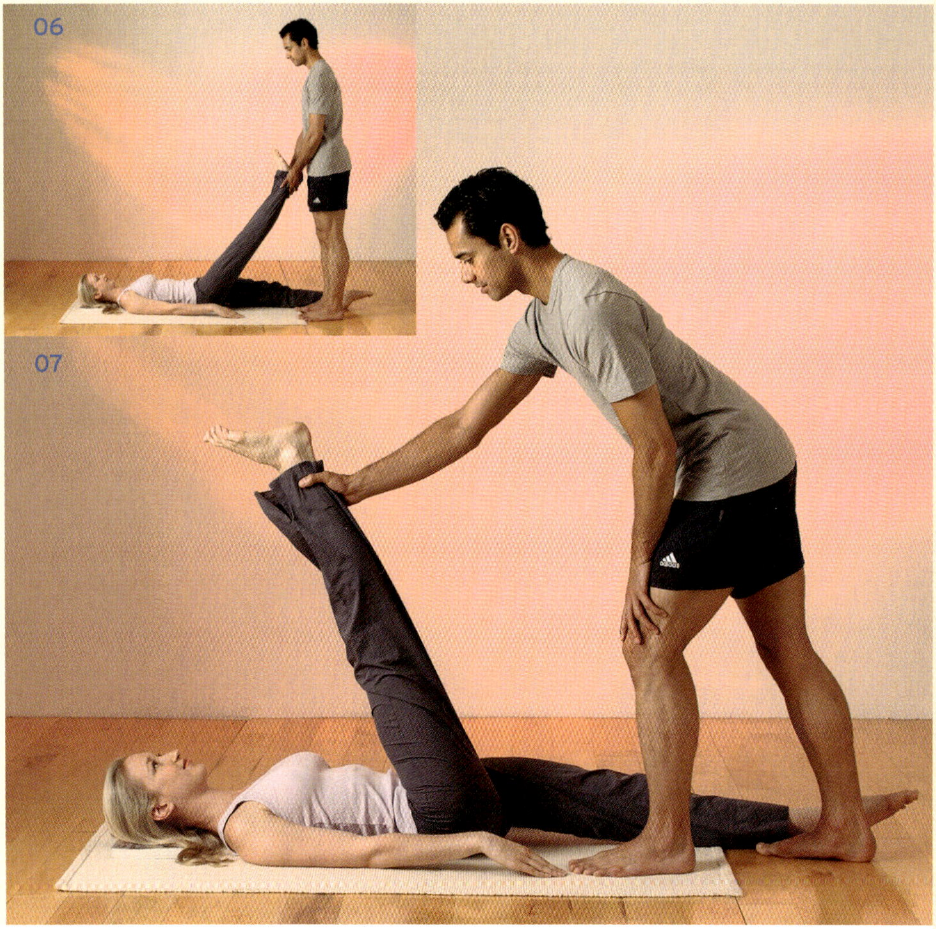


**DEHNEN DER HINTEREN OBERSCHENKEL-MUSKULATUR** (06–07)
Diese Übung macht Ihre hinteren Oberschenkelmuskeln lang und geschmeidig.

(06) Halten Sie das rechte Bein Ihrer Partnerin mit beiden Händen am Fußgelenk. Während sie einatmet, drückt sie die Ferse in Ihre Hand.

(07) Während sie ausatmet, halten Sie das Bein mit Ihrer linken Hand und dehnen es sanft in Richtung Brust, verlagern Sie Ihr Gewicht dabei auf Ihr vorderes, gebeugtes Bein. Dehnen Sie ganz sachte und beobachten Sie, wie Ihre Partnerin reagiert, damit Sie nicht überdehnen. Wiederholen Sie 4-mal auf jeder Seite.

**RÜCKENDEHNUNG** (08-10)
So dehnen Sie den Rücken.

(08) Legen Sie sich mit dem Gesicht nach unten auf den Boden.

(09) Atmen Sie ein und stemmen Sie sich beim Ausatmen in die Kobra-Position hoch. Atmen Sie ein und kehren Sie in die Ausgangsposition zurück. Wiederholen Sie 4-mal.

(10) Beim vierten Mal heben Sie sich auf Hände und Knie und gleiten nach hinten in die Ruhe-Position (vgl. S. 48). Ihr Partner verstärkt die Dehnung sanft, indem er eine Hand zwischen Ihre Schulterblätter legt und die andere ans Ende Ihres Rückens. Halten Sie diese Stellung ein paar Sekunden lang und wiederholen Sie insgesamt 4-mal.

08

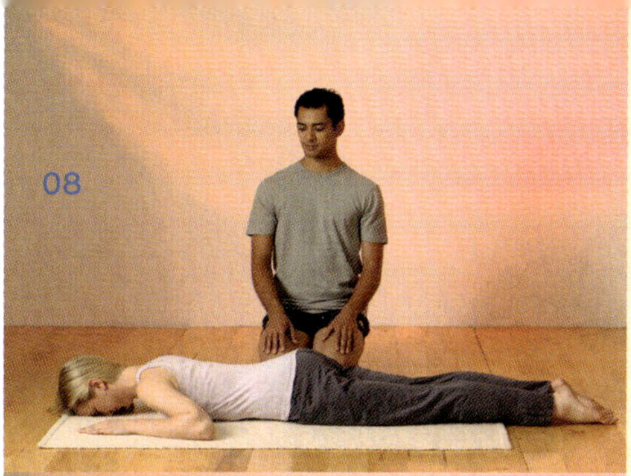

09

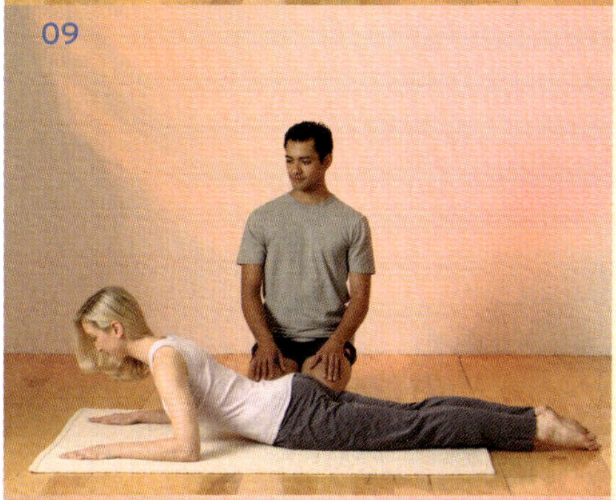

10

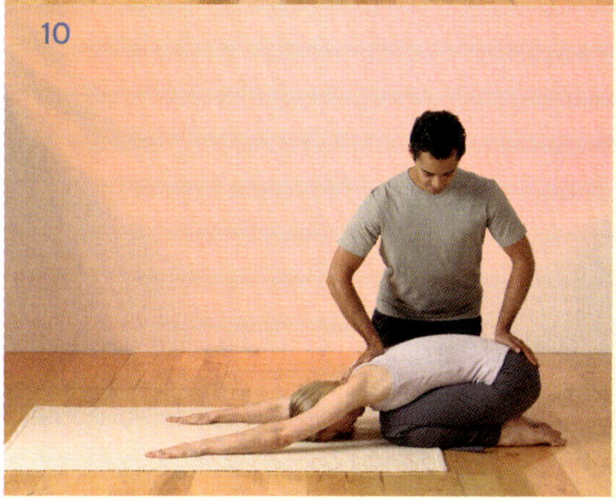

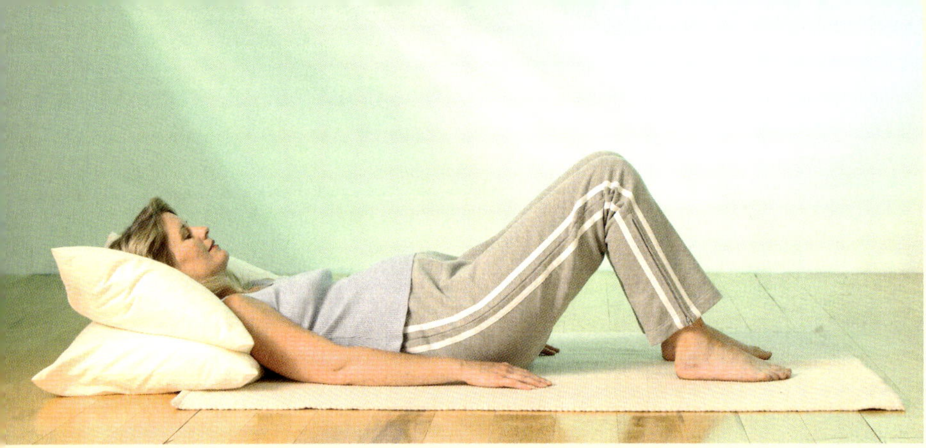

# Kapitel 6

## Pilates in der Schwangerschaft

*Wenn Sie gerade schwanger sind, Ihr Baby bereits da ist, oder wenn Sie eine Schwangerschaft planen, kann Pilates Sie dabei begleiten und Ihnen helfen, Ihren Körper zu stärken und gesund zu erhalten. Achten Sie darauf, welche Übungen sich zu Beginn einer Schwangerschaft eignen und welche Sie meiden sollten, wenn Ihr Baby schon mehr Platz braucht und Sie einen sichtbaren Babybauch haben.*

In der Schwangerschaft ist Pilates eine ausgezeichnete Trainingsmethode, da die sanften Übungen Rücken-, Bauch- und Beckenbodenmuskeln stärken. Wenn Sie diese Muskeln straff halten, verhindern Sie nicht nur Rückenschmerzen, die häufig in der späteren Schwangerschaft auftreten, sondern ermöglichen es Ihrem Körper auch, sich nach der Geburt schneller zu erholen. Ihr Bauch wird rasch wieder in seine ursprüngliche Form zurückkehren. Die kontrollierte Atmung bei den Pilates-Übungen bereitet Sie darauf vor, auch während der Geburtswehen richtig zu atmen.

Wenn Sie normalerweise viel sitzen und nicht öfter als zweimal pro Woche Sport treiben, fragen Sie Ihren Arzt, bevor Sie mit den Übungen in diesem Kapitel beginnen. Am Anfang beschränken Sie sich auf zwei bis drei Einheiten pro Woche à 15 bis 20 Minuten. Danach können Sie den Übungsumfang schrittweise steigern. Meiden Sie überheizte Räume und lassen Sie das Training auch dann ausfallen, wenn es draußen zu heiß ist. Achten Sie darauf, immer genug Wasser zu trinken, um nicht auszutrocknen. Ihr Körper benötigt zusätzliche Kalorien, wenn Sie in der Schwangerschaft trainieren, halten Sie also stets einen gesunden Snack bereit. Ganz allgemein sollten Sie die Dinge jetzt etwas lockerer angehen als sonst. Machen Sie keine ruckartigen und heftigen Bewegungen. Nach der 16. Schwangerschaftswoche sollten Sie auch nicht mehr an Sportarten teilnehmen, in denen Sie angerempelt werden könnten. Versuchen Sie außerdem, Ihre Gelenke nicht ganz zu beugen oder durchzustrecken. Das Wichtigste ist allerdings, dass Sie die Bedürfnisse Ihres Körpers bewusst wahrnehmen: Wenn Sie beim Training müde werden, ist dies ein deutliches Signal, aufzuhören.

# Pilates für ein neues Leben

Sie können Pilates von der Zeit vor der Empfängnis an bis zur Geburt machen. Beachten Sie aber, dass Sie nicht mehr auf dem Bauch liegen sollten, sobald Sie auf das Ende des 2. Monats zugehen und Ihre Schwangerschaft sichtbar zu werden beginnt. Nach der 30. Woche sollten Sie nicht mehr flach auf dem Rücken liegen, weil das wachsende Baby dann unangenehm auf Ihre inneren Organe drückt. Am besten beginnen Sie schon lange vor der Schwangerschaft mit Beckenboden-Übungen und bleiben auch durch alle Phasen der Schwangerschaft hindurch bis nach der Geburt dabei. Genau genommen sollten Sie Ihr Leben lang damit weitermachen, denn das Training wird Ihnen in späteren Jahren zugute kommen, wenn Ihre Beckenbodenmuskulatur langsam schwächer wird.

**BECKENBODEN-ÜBUNGEN**

So straffen Sie Ihre Beckenbodenmuskulatur. Machen Sie die Übungen während der ersten 30 Schwangerschaftswochen im Liegen und wechseln Sie danach in die Sitzposition.

(01) Legen Sie sich auf den Boden, die Knie angewinkelt, die Arme an den Seiten. Stützen Sie Kopf und Schultern mit weichen Kissen. Stellen Sie sich einen Bindfaden vor, der Ihre Beckenbodenmuskeln mit Ihrem Brustbein verbindet. Atmen Sie ein. Stellen Sie sich beim Ausatmen vor, dass der Bindfaden die Muskeln nach oben zieht. Halten Sie die Position einen Moment. Atmen Sie ein und entspannen Sie. Wiederholen Sie die Übung 10-mal.

01

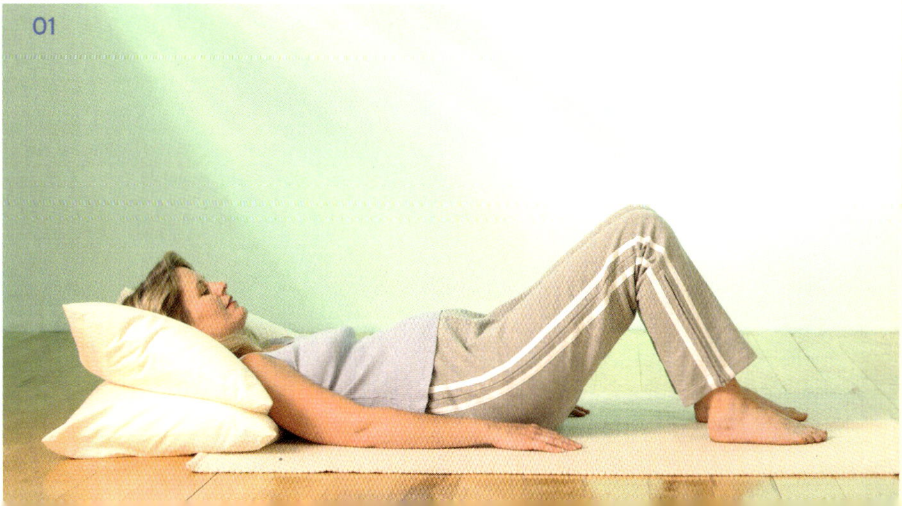

***Sie sollten nicht trainieren bei***

- Diabetes, Schilddrüsenkrankheiten, Herz-Kreislauf-Beschwerden, Atemwegserkrankungen oder Nierenleiden
- früheren Fehlgeburten, vorzeitigen Wehen, Schwäche des Muttermundes
- Blutungen, Fruchtwasserverlust
- Mehrlingsschwangerschaft
- ungewöhnlicher Lage der Plazenta
- Schmerzen, verminderten Kindsbewegungen, Steißlage
- Anämie, Blutkrankheiten, Bluthochdruck

**IM SITZEN** (02-03)

Stellen Sie die Füße flach auf den Boden oder auf einen Stapel Bücher.

(02) Diese Haltung ist falsch.

(03) Ihr Rücken sollte lang gestreckt und gut gestützt sein. Ihre Arme sind locker, die Hände liegen auf den Oberschenkeln. Atmen Sie ein und drücken Sie beim Ausatmen die Hände nach unten. Gleichzeitig ziehen Sie den Beckenboden nach oben. Richten Sie die Wirbelsäule auf und halten Sie die Position einen Moment. Wiederholen Sie 10-mal.

02

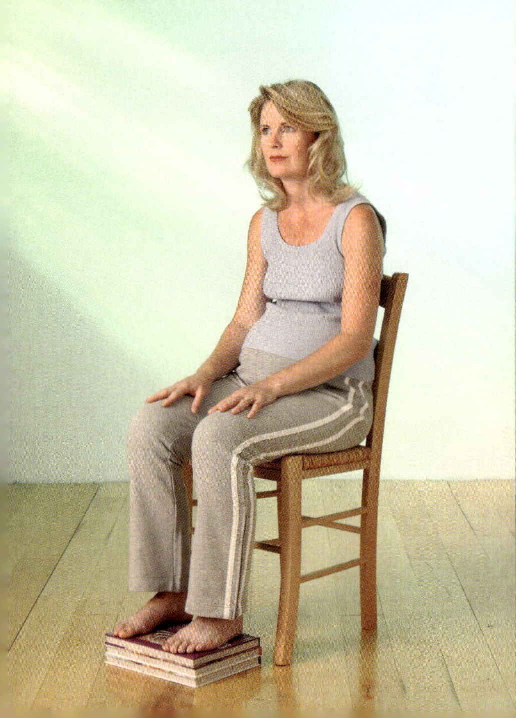

03

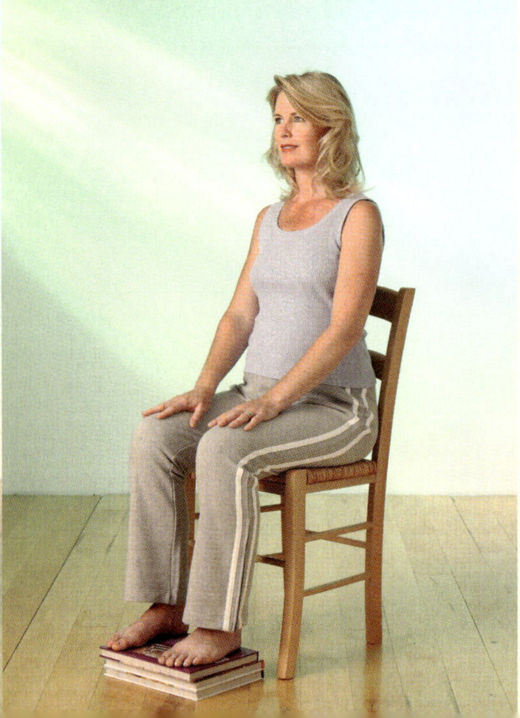

**PILATES-PROGRAMM IN DER SCHWANGERSCHAFT** (01-17)

**BECKENKIPPEN** (01-02)
Diese Übung dehnt den Rücken und trainiert die unteren Bauchmuskeln.

(01) Lehnen Sie sich gegen eine Wand, der Rücken drückt dagegen, die Knie geben etwas nach, die Beine sind leicht geöffnet. Richten Sie die Wirbelsäule auf.

(02) Atmen Sie ein und ziehen Sie beim Ausatmen Ihr Becken etwas von der Wand weg. Atmen Sie ein und entspannen Sie Ihr Becken wieder zur Wand hin. Wiederholen Sie 10-mal.

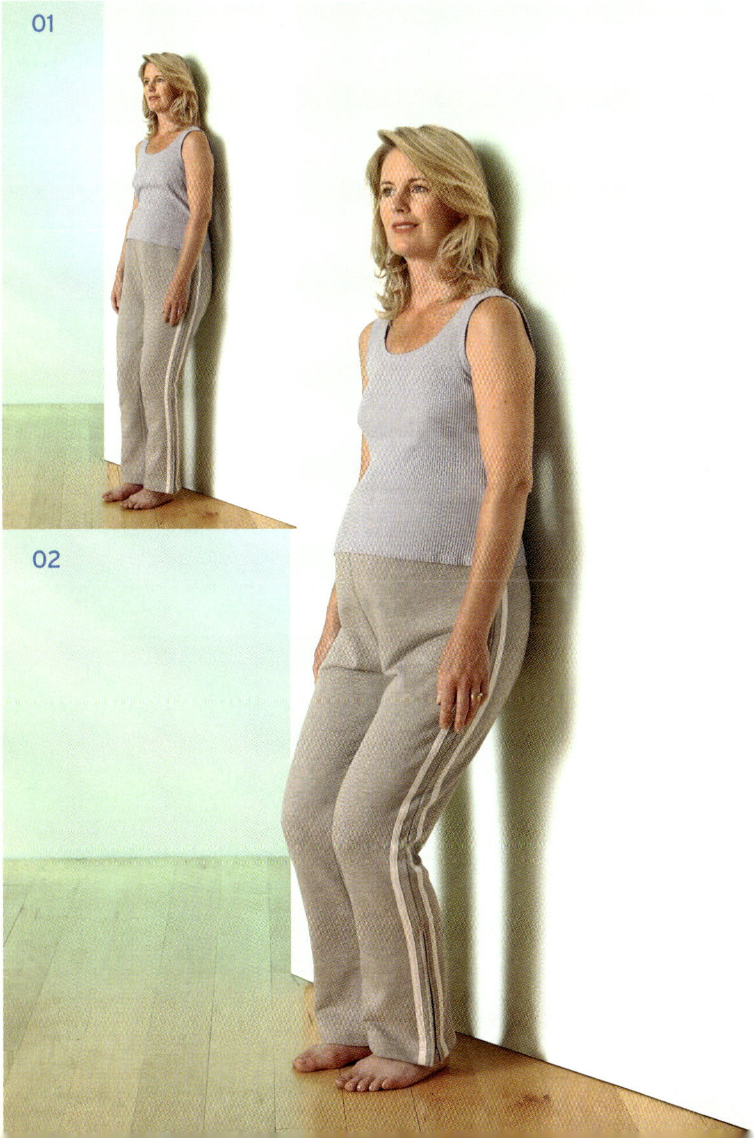

**PLIÉS** (03–04)
So kräftigen Sie Ihre Beine.

(03) Lehnen Sie sich gegen die Wand und richten Sie die Wirbelsäule auf. Beugen Sie beim Einatmen die Knie und rutschen Sie an der Wand entlang nach unten. Beim Ausatmen rutschen Sie wieder nach oben, bis Ihre Knie gerade, aber nicht durchgedrückt sind. Wiederholen Sie 10-mal.

(04) Nun gehen Sie in eine leichte Grätsche und drehen die Beine etwas auswärts. Machen Sie diese Übung nicht, wenn Sie Schmerzen im Becken spüren.

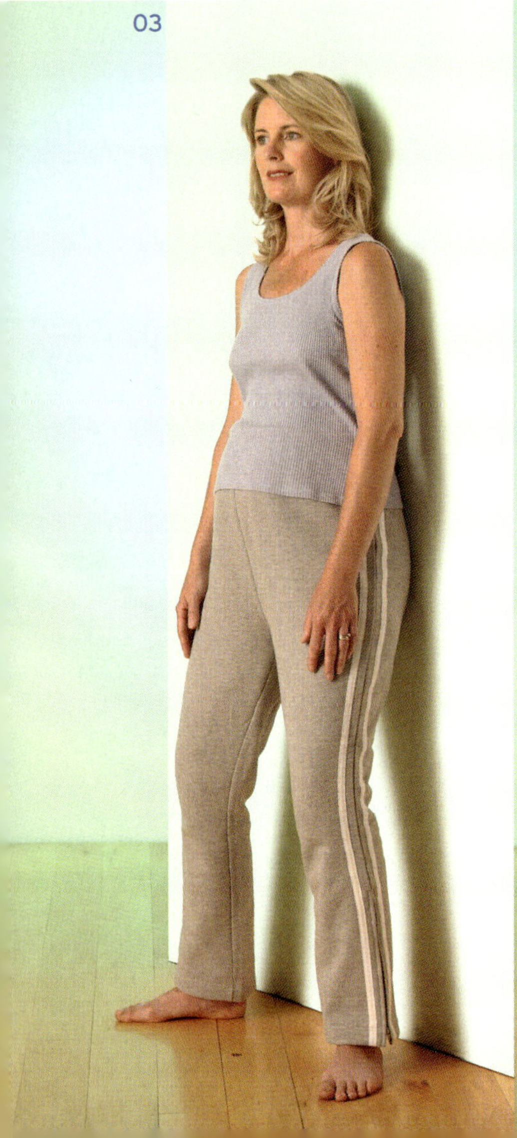
03

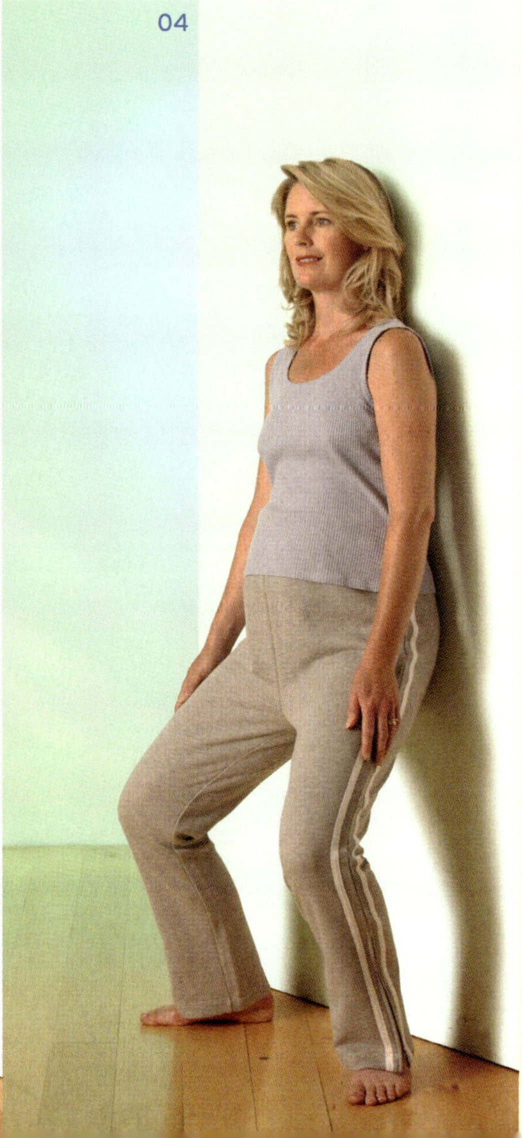
04

**FERSENHEBEN**

(05) Stellen Sie sich mit dem Rücken an die Wand und beugen Sie die Knie. Ihr Gewicht sollte über der Fußmitte liegen.

(06) Atmen Sie ein und heben Sie die Fersen vom Boden. Atmen Sie aus und senken Sie sie wieder ab. Wiederholen Sie 10-mal.

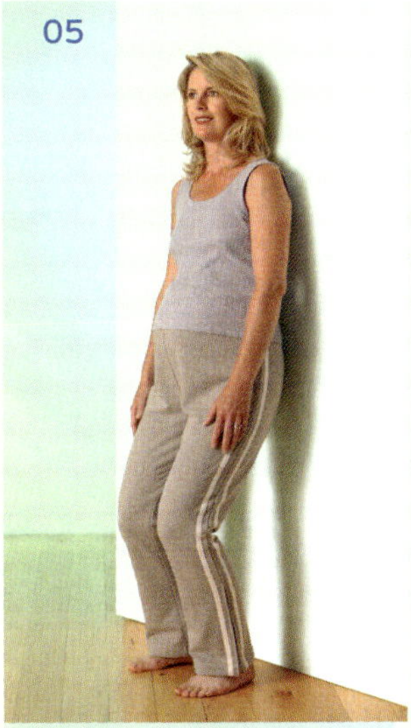
05

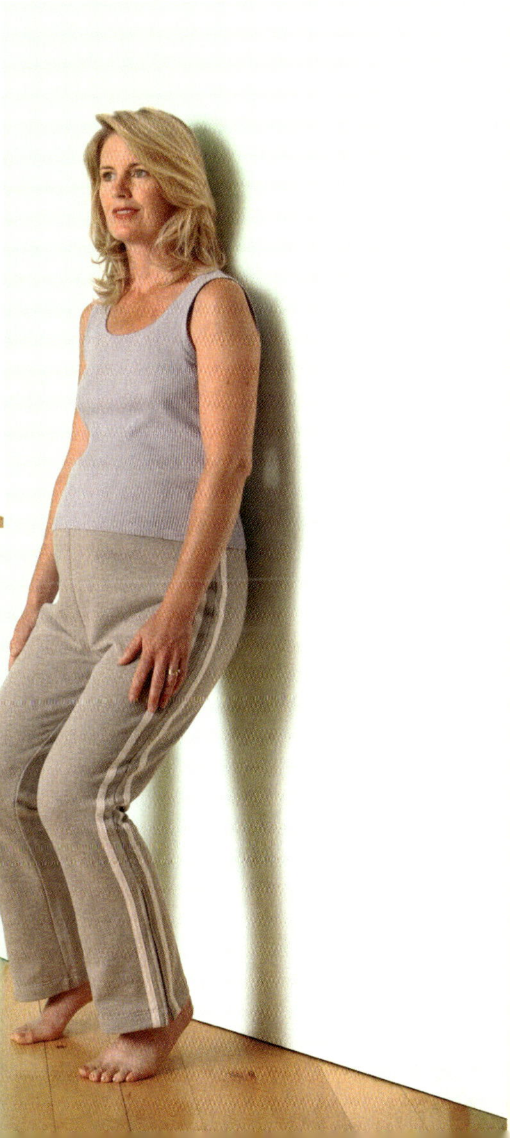
06

## BAUCHMUSKELN

(07) Legen Sie sich auf die Seite, mit einem Kissen zwischen Kopf und Arm und einem weiteren zwischen den Knien. Entspannen Sie Ihre Bauchmuskeln. Atmen Sie ein und ziehen Sie beim Ausatmen Ihre Bauchmuskeln vom Boden in Richtung Ihrer Wirbelsäule. Machen Sie dies 10-mal und wiederholen Sie auf der anderen Seite.

## SCHRÄGE BAUCHMUSKELN

(08) Klemmen Sie ein Kissen zwischen Ihre Knie und legen Sie Ihren Kopf auf dem Arm ab.

(09) Atmen Sie ein und rutschen Sie beim Ausatmen mit dem rechten Arm am Boden entlang, sodass Sie den Oberkörper heben und auf die Hände stützen. Atmen Sie ein und rutschen Sie wieder nach unten. Versuchen Sie, diese Bewegung 5-mal durchzuführen und wiederholen Sie sie dann auf der anderen Seite.

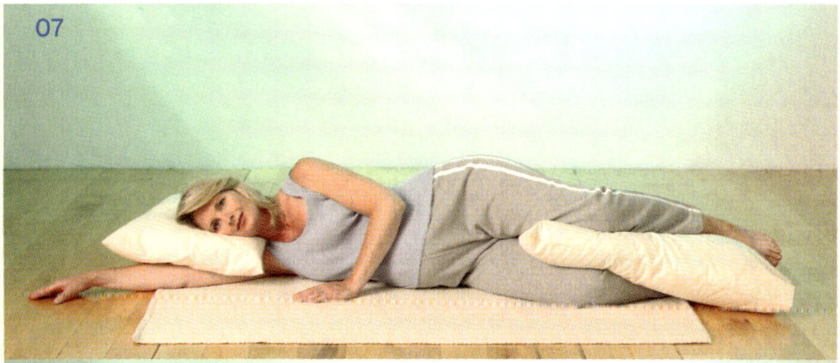
07

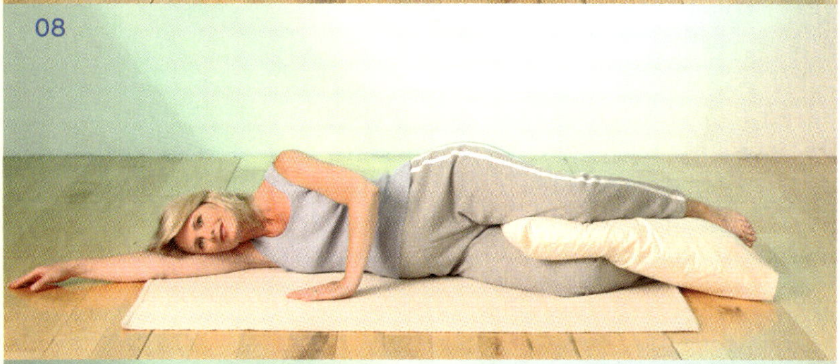
08

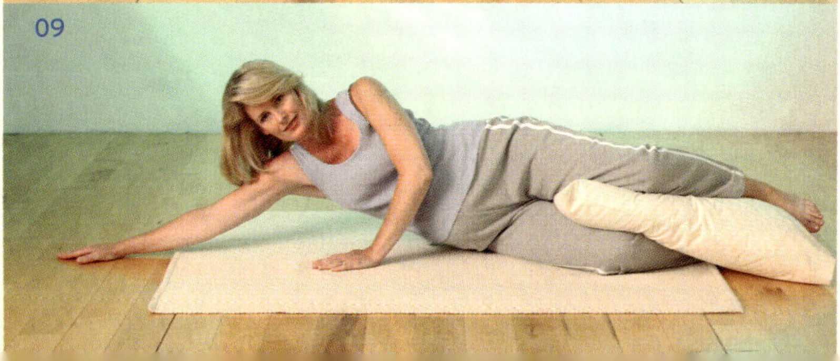
09

**LOCKERN DES OBERKÖRPERS**
(10 – 11) So öffnen Sie den Brustkorb und kräftigen den Oberkörper.

(10) Halten Sie die Oberarme eng am Körper und beugen Sie die Ellbogen im rechten Winkel.

(11) Atmen Sie ein und öffnen Sie beim Ausatmen die Unterarme zu den Seiten, die Oberarme bleiben eng am Körper. Atmen Sie ein und kehren Sie in die Ausgangsposition zurück. Wiederholen Sie 10-mal.

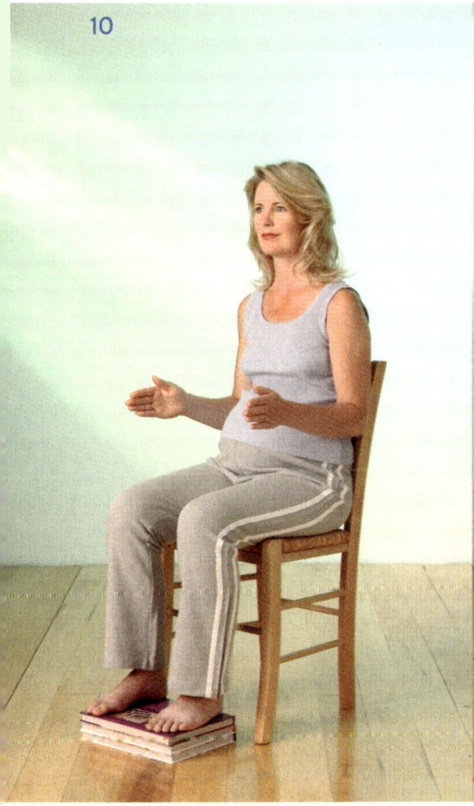


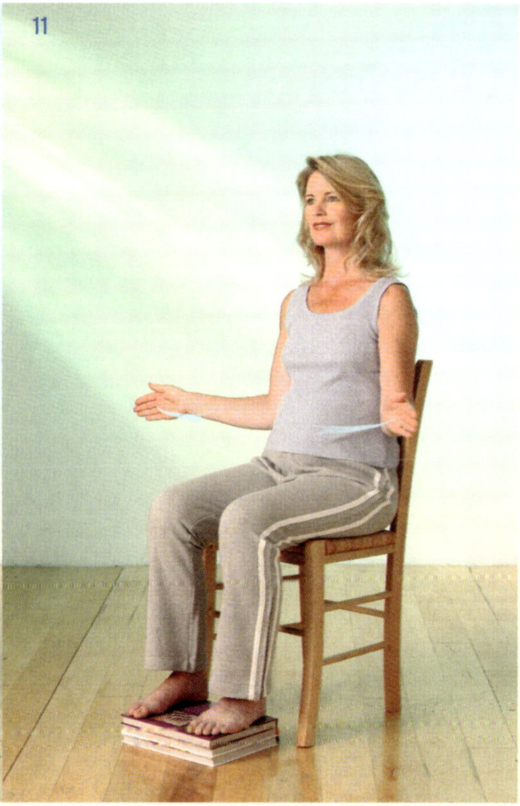

12

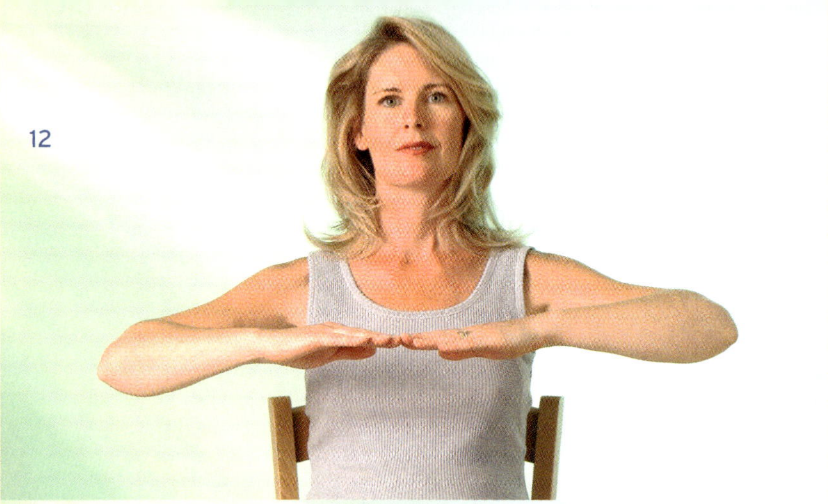

13

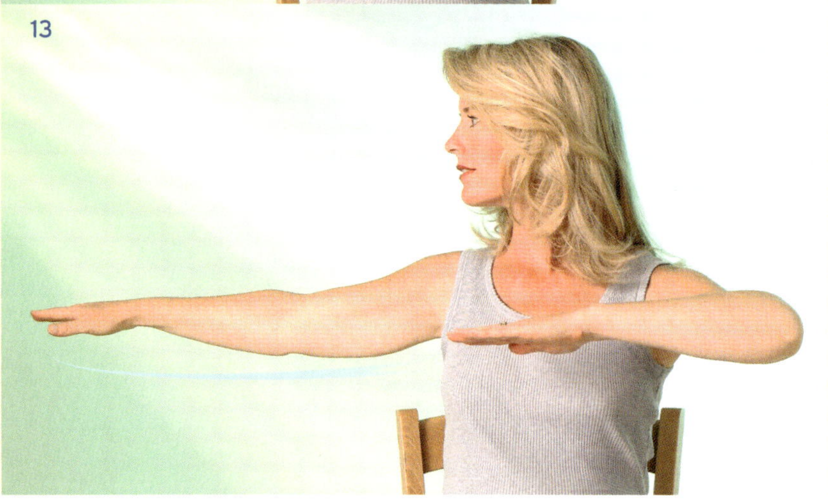

**EINARMIGER KOSAK** (12–13)
Führen Sie gleichzeitig Beckenboden-Übungen durch (vgl. S. 142).

(12) Legen Sie auf Brusthöhe die Fingerspitzen aneinander.

(13) Atmen Sie ein und drehen Sie beim Ausatmen den Oberkörper nach rechts. Halten Sie die Position für einen Moment. Atmen Sie ein, strecken Sie beim Ausatmen einen Arm aus und führen Sie ihn nach hinten. Dabei drehen Sie den Oberkörper noch etwas weiter. Atmen Sie ein, beugen Sie den rechten Arm und kehren Sie zur Mitte zurück. Wechseln Sie die Arme und wiederholen Sie die Folge 10-mal.

## ATEMÜBUNG MIT SCHAL

(14–15)

Diese Übung hilft Ihnen, bewusster zu atmen, vertieft Ihre Atemzüge und verbessert Ihre Lungenkapazität.

Legen Sie sich im Sitzen einen Schal um die Rippen und überkreuzen Sie ihn vor der Brust. Halten Sie ein Ende in jeder Hand und ziehen Sie ihn straff. Atmen Sie langsam ein und fühlen Sie dabei, wie Ihre Lunge sich ausdehnt und der Schal sich öffnet (14).

(15) Ziehen Sie beim Ausatmen den Schal wieder fester und fühlen Sie, wie die Luft sanft aus Ihren Lungen gedrückt wird. Wiederholen Sie 10-mal.

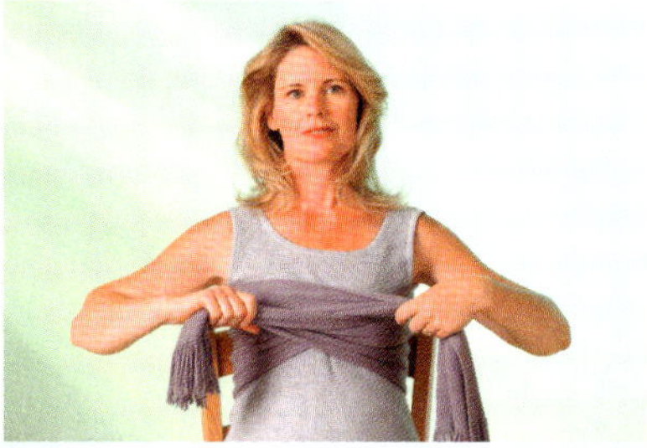

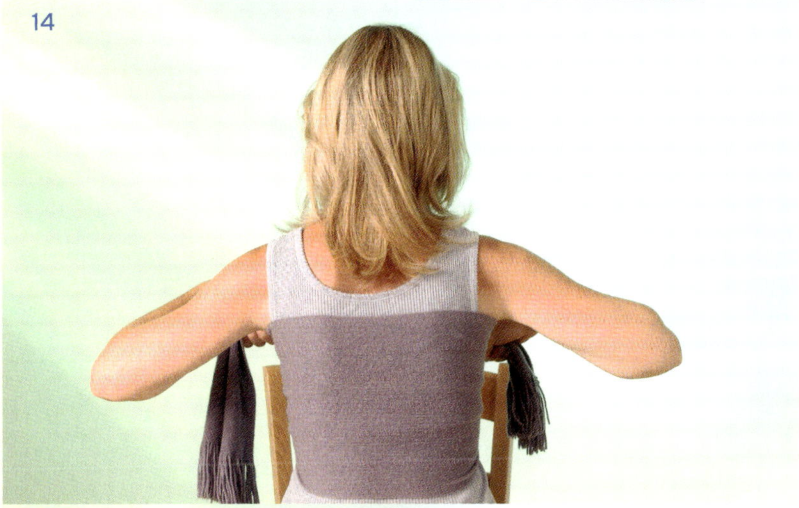

14

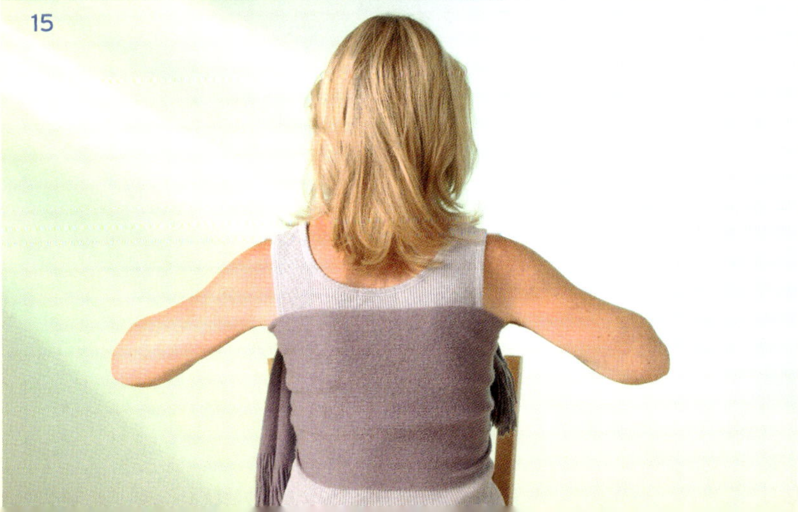

15

## BEINE UND FÜSSE

Nicht geeignet nach der 30. Schwangerschaftswoche.

(16) Legen Sie sich auf den Rücken und stützen Sie Kopf, Schultern und das rechte Knie mit Kissen. Das linke Knie ist gebeugt, das rechte Knie gestreckt. Ziehen Sie nun langsam und kräftig den rechten Fuß an und strecken Sie ihn dann wieder, halten Sie jede Position ein paar Sekunden lang. Wiederholen Sie 10-mal.

(17) Strecken Sie Ihren Fuß, halten Sie das Knie gerade und kreisen Sie Ihr Fußgelenk in beide Richtungen. Wechseln Sie die Seiten und wiederholen Sie 10-mal mit jedem Fuß.

16

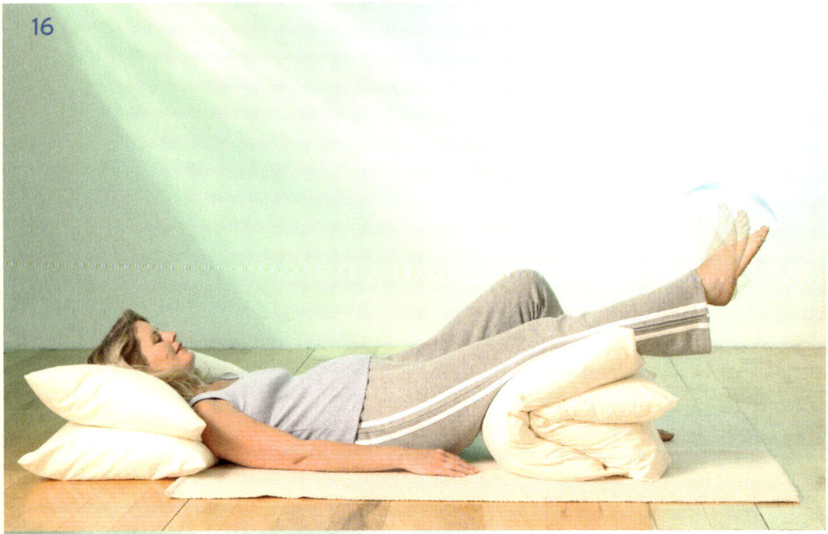

17

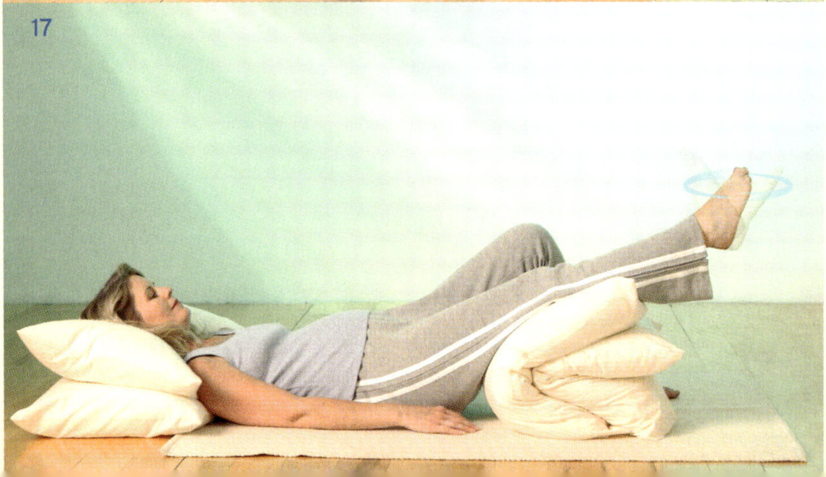

# Anhang

# Register

# Dank

Den folgenden Personen sei ganz herzlich für Ihre Hilfe gedankt. Ohne sie wäre dieses Buch nicht entstanden.

Richard Burns für Make-up, Frisuren und Styling für die Fotoproduktion; Caron und Channing Bosler, Joshua Tuifua, Jane Paterson und Sarah Gilham für das Modeln; den Mitarbeitern der Alan Herdman Studios; Sara Mathews für die Gestaltung; Susanna Abbott und Diana Walles für das Lektorat und Lynn Bresler für das Korrekturlesen und das Anlegen des Stichwortverzeichnisses.

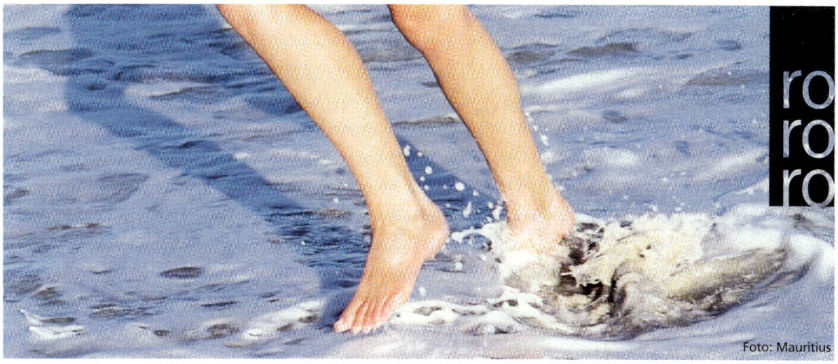

Foto: Mauritius

## rororo Ratgeber Fitness & Wellness

## Kompetente Ratschläge, Tipps und Antworten zu Bewegung, Energie, Ernährung

**Wenig Zeit und trotzdem fit**
Marion Appel-Schiefer
*Das Quickfit-Programm*
*Kleiner Aufwand – viel Effekt*
*Überall und jederzeit*
3-499-61022-1

**Einfach fit und gesund!**
Hans-Dieter Kempf
*Bewegung, Energie, Ernährung*
*Relax- und Anti-Stress-Programm*
*Mit großem Fitnesstest*
3-499-61391-3

**Power for Life**
Ole Petersen
*Das Energieprogramm*
*Burn Fett statt Burnout*
*Mit Real-Age- und Stress-Test*
3-499-61394-8

**Glücksfaktor Sex**
Astrid-Christina Richtsfeld
*Mehr Lust und Spaß*
*Erotik, Energie, Erfolg*
*Sex-Food & Spezialrezepte*
3-499-61390-5

**Wellness-Weekends**
Christa G. Traczinski
*Sinnlichkeit. Energie. Reinigung.*
*Ausgeglichenheit*

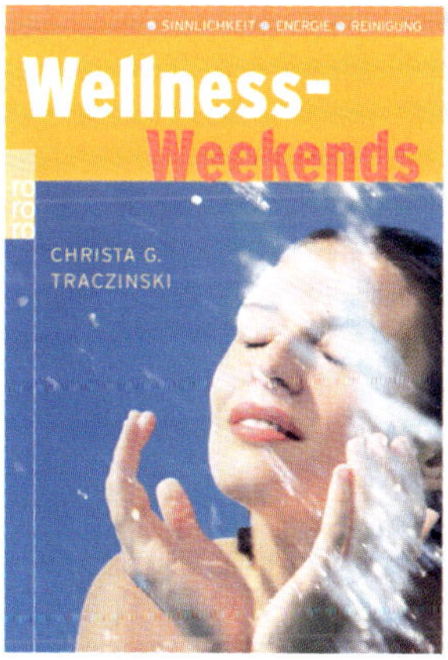


3-499-61392-1

S 10/2b